伤寒论临证精华

中医四大经典与临床实践丛书

周德生 李彩云 总主编

邹旭峰 编著

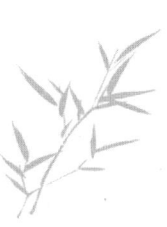

山西出版传媒集团·山西科学技术出版社

图书在版编目（CIP）数据

伤寒论临证精华/邹旭峰编著.—太原：山西科学技术出版社，2018.10（2025.4重印）
（中医四大经典与临床实践丛书）
ISBN 978-7-5377-5790-4

Ⅰ.①伤… Ⅱ.①邹… Ⅲ.①《伤寒论》—研究 Ⅳ.①R222.29

中国版本图书馆 CIP 数据核字（2018）第 233768 号

SHANGHANLUN LINZHENG JINGHUA
伤寒论临证精华

出 版 人	阎文凯
编 著	邹旭峰
责 任 编 辑	郝志岗
封 面 设 计	吕雁军
出 版 发 行	山西出版传媒集团·山西科学技术出版社
	地址 太原市建设南路 21 号 邮编 030012
编辑部电话	0351-4922072
发 行 电 话	0351-4922121
经 销	各地新华书店
印 刷	三河市宏顺兴印刷有限公司
开 本	890mm×1240mm 1/32
印 张	8.375
字 数	181 千字
版 次	2018 年 10 月第 1 版
印 次	2025 年 4 月河北第 2 次印刷
书 号	ISBN 978-7-5377-5790-4
定 价	30.00 元

版权所有·侵权必究
如发现印、装质量问题，影响阅读，请与发行部联系调换。

《中医四大经典与临床实践》丛书编委会

总主编 周德生　李彩云

副总编 喻　嵘　邹旭峰　苏联军　刘利娟

编　委 周德生　李彩云　喻　嵘　邹旭峰　苏联军
　　　　徐　洋　刘利娟　陈慧娟　陈　瑶　胡　华
　　　　钟　捷　冯君健　任浩恬　李　中　邓　龙
　　　　秦　甜　吴兵兵　朱　婷　冯岚玉　刘峻呈
　　　　郭　彪　郭雅玲　高玉萍　蒋成婷　周　韩
　　　　周达宇　肖艳波　肖志红　张雪花　张　希

序

世俗多尊古，传授必有本。学术界把具有一定法则，经久不衰的千古名篇，必须学习的有原创性、代表性、典范性、权威性的重要著作称之为"经"；可以当作依据的书籍、高雅的文辞、标准的法则称之为"典"；经典就是经过历史选择出来的最有价值的书。医药为用，性命所系。中医经典即中医药文化中最优秀、最精华、最有价值的典范性著作。中医经典是经过时间淘漉和历史沉淀的中医药文化精品。

中医药的学术传统相当久远，产生了许多经典著作。"中医四大经典"是中医药史上有里程碑意义的四部经典巨著，是中医药学的符号象征，甚至被推崇为医门传授心法，对古代乃至现代中医药学有着巨大的指导作用与研究价值。一般将《黄帝内经》《难经》《伤寒杂病论》《神农本草经》看作"中医四大经典"，也有把《黄帝内经》《伤寒论》《金匮要略》《温病条辨》当作"中医四大经典"。我们采用第二种说法。《黄帝内经》是第一部关于生命的百科全书，分为《素问》和《灵枢》，奠基了中医药学的学术体系，并以此渗透、贯穿到中医药学领域的各个方面，用来解释人体生理、病理现象和指导疾病的预防、诊断、治疗等。《伤寒论》运用六经辨证阐述伤寒各阶段的辨脉、审证、论治、立方、用药规律等，理法方药俱全，奠定了辨证论治的基础。《金匮要略》开创了杂病的辨证论治体系，论述每种病证的不同证型和不同阶段的治疗，以及同病异治和异病同治的临床实践。《温病条辨》以三焦辨证为主干，同时参以六经辨证、卫气营血辨证，释明风温、温热、温疫、温毒、暑温、秋燥、冬温、温疟等病证的辨治，完善了外感热病理论。中医经典是现代中医药学之源，不仅提炼出中医基础理论，同样指导着中医临床学科。"中医四大经典"不仅是上医的言语尺度，学术交流的共同依附，也是中医临床的理论底子，构成一种宝贵的经验来源。

《素问·著至教论》提出熟诵、理解、辨析、洞明、践行五步"医道论"，可以作为中医经典学习方法。否则，"诵而未能解，解而未能别，别而未能明，明而未能彰，足以治群僚，不足治侯王"。《伤寒卒病论集》序曰"思求经旨，以演其所知"；《温病条辨》序言"进与病谋，退与心谋"，"究其文，通其义，化而裁之，推而行之"。这些训诫对于经典学习是有所裨益的。张元素云："仲景药为万世法，号群方之祖，治杂病若神。后之医者，宗内经法，学仲景心，可以为师矣！"

读经典得智慧，读经典得力行。阅读经典一方面是要"照着讲"，同时也要"接着讲"（冯友兰）。然而，历代中医经典读物的基本情况是，或者侧重于理论发挥，随文释义，失之高谈空泛无边；或者描述医家验案，证候甚简，乃至遵古重复套语自饰；均不切临床实际应用。我们基于多年的临床教学反馈，课程学习，初读经典，背诵几句而已；临证之后，再读经典，理解体会不同。从阅读经典中得到的领悟，是对临床思维的一种检验，从中感受到一种技精于艺的惊喜。因此，我们依托《黄帝内经》《伤寒论》《金匮要略》《温病条辨》"中医四大经典"临床教授，汰其繁枝，择其菁华，考其原旨，述其实证，编写这部《中医四大经典与临床实践丛书》4个分册。每本经典精选常用、实用、能用的反映其主干内容的原文，全部【原文】基本合成逻辑体系，【释义】中肯、恰当、正确，【临床应用】广泛、有效，有启发示范作用，每个条文【案例】有1~3个医案验证，案例来源多家名医或者期刊。

我们编写本丛书，宗旨是选择最少的原文阅读量，获得最全的理论知识，开启最深的临床领悟，掌握最实用的经典菁华。本书适合中医药院校师生、中医及中西医结合临床医师阅读，也适合中医药爱好者及中国传统文化爱好者阅读参考。

周德生　李彩云

前　言

清末陆九芝说过："学医从《伤寒》入手，始则难，继而大易；从杂症入手，始则易，继而大难。"《伤寒论》是一部具有辉煌成就的中医经典著作，它创立了六经辨证论治理论体系，将理法方药融为一体，揭示出疾病的辨证论治规律，是中医第一部理法方药具备的临床著作，是中医临床思维科学的典范，为后世临床医学奠定了坚实的基础，具有很高的科学水平和实用价值，对中医药学的发展产生了深远的影响。

《伤寒论》是中医学的主体内容，一直指导着中医学的各个学科，是中医界深入学习、执着探索与潜心研究的主题，历代医家都十分重视对《伤寒论》的学习与研究，称其"启万世之法程，诚医门之圣书"。在国际上，《伤寒论》对朝鲜、韩国、日本医学亦具有深远影响。书中所载方药因用药精当、配伍严谨、加减灵活、疗效卓著，被后世誉为"众方之祖""经方"。

《伤寒论》是东汉末年伟大医学家张仲景所著，张仲景名机，仲景乃其字，南阳人，约生活于公元150~219年。曾拜同郡名医张伯祖为师，尽得其传。经过多年勤奋学习，刻苦钻研与临床实践，仲景成为当时的著名医家。张仲景生平事迹，《后汉书》《三国志》无传，北宋林亿、孙奇、高保衡校定的《伤寒论》序中仅录有唐代甘伯宗《名医录》中的如下数语："南阳人，名机，仲景乃其字也。举孝廉，官至长沙太守，始受术于同郡张伯祖，时人言识用精微过其师。所著论，其言精而奥，其法简而详，非浅闻寡见者所能及。"

《伤寒论》原为《伤寒杂病论》之一部分，其成书时间，应在建安十年（公元205年）前，大约建安七年或八年完成。建安二十三、二十四年，大约为仲景逝世时间，其所著《伤寒杂病论》由于战乱以致散失。此书散乱不久，有魏太医令王叔和肩大任于己身，加以整理撰次。北宋仁宗、英宗两朝，大规模整理医书，林亿、孙奇等于北宋治平二年（公元1065年）核定《伤寒论》十卷，并刊行于世。据林亿等序文说："以为百病之急，无急于伤寒，今先校订张仲景《伤寒论》十卷，总二十二篇，证外合三百九十七法，除重复定有一百一十二方，今请颁行。"一般称此为"宋版本"或"治平本"。从此我国才有一个官定的《伤寒论》标准本。明万历二十七年（公元1599年），著名藏书家和校雠家赵开美获得一部原刊宋本《伤寒论》，其采用摹刻方法把它刻印下来，收在他辑刻的《仲景全书》中。北宋刊刻的《伤寒论》早已失传，但赵开美辑刻的《仲景全书》还流传于世，其中的《伤寒论》保存了宋本《伤寒论》的原貌，世称赵刻本。

本书是《中医四大经典与临床实践丛书》中的《伤寒论临证精华》分册，主要分为以下4部分：

【原文】从宋本《伤寒论》398条原文中精选99条，共计60个方证,力求反映《伤寒论》主干内容,符合其逻辑体系。书中《伤寒论》原文以刘渡舟教授据明代赵开美摹宋刻本《伤寒论》而主编的《伤寒论校注》(1991年人民卫生出版社出版)为蓝本。条文末尾括号中标注的阿拉伯数字为该条文在宋本《伤寒论》398条原文中的条文序号。使用原文方剂的剂量,保持原来面目。方证顺序依照中国中医药出版社"十三五"全国高等中医药院校规划教材(第十版)《伤寒论选读》排列。

【释义】参考现今通行《伤寒论》规划教材对原文加以解释和阐发。

【临床应用】本丛书既名为"经典与临床实践丛书",故着重笔墨于此部分,根据文献记载,介绍某方的应用情况,选录古今医家对该方的临床应用与加减发挥。

【案例】选择古今医家典型的、有启发意义的医案1~3则。医案方剂的剂量,统一改用标准的g计量单位,同时标注文献来源。

《伤寒论》作为中医四大经典著作之一,本书仅仅精选99条原文,难免有遗珠之憾。希望读者能在读完本书,对《伤寒论》有一个大致掌握之后,进一步通读《伤寒论》原著,从而熟稔397法,纵横112方。

邹旭峰
丁酉正月十八于长沙

伤寒卒病论集（张仲景原序）

余每览越人入虢之诊，望齐侯之色，未尝不慨然叹其才秀也。怪当今居世之士，曾不留神医药，精究方术，上以疗君亲之疾，下以救贫贱之厄，中以保身长全，以养其生，但竞逐荣势，企踵权豪，孜孜汲汲，唯名利是务；崇饰其末，忽弃其本，华其外而悴其内。皮之不存，毛将安附焉？卒然遭邪风之气，婴非常之疾，患及祸至，而方震栗，降志屈节，钦望巫祝，告穷归天，束手受败，赍百年之寿命，持至贵之重器，委付凡医，恣其所措。咄嗟呜呼！厥身已毙，神明消灭，变为异物，幽潜重泉，徒为涕泣。痛夫！举世昏迷，莫能觉悟，不惜其命，若是轻生，彼何荣势之云哉！而进不能爱人知人，退不能爱身知己，遇灾值祸，身居厄地，蒙蒙昧昧，蠢若游魂。哀乎！趋世之士，驰竞浮华，不固根本，忘躯徇物，危若冰谷，至于是也！

余宗族素多，向余二百，建安纪年以来，犹未十稔，其死亡者，三分有二，伤寒十居其七。感往昔之沦丧，伤横夭之莫救。乃勤求古训，博采众方，撰用《素问》《九卷》《八十一难》《阴阳大论》《胎胪药录》，并《平脉辨证》，为《伤寒杂病论》，合十六卷，虽未能尽愈诸病，庶可以见病知源。若能寻余所集，思过半矣。

夫天布五行，以运万类，人禀五常，以有五脏，经络腑俞，阴阳会通，玄冥幽微，变化难极，自非才高识妙，岂能探其理致哉！上古有神农、黄帝、岐伯、伯高、雷公、少俞、少师、仲文，中世有长桑、扁鹊，汉有公乘阳庆及仓公，下此以往，未之闻也。观今之医，不念思求经旨，以演其所知，各承家技，终始顺旧，省疾问病，务在口给，相对须臾，便处汤药。按寸不及尺，握手不及足，人迎趺阳，三部不参，动数发息，不满五十。短期未知决诊，九候曾无仿佛，明堂阙庭，尽不见察，所谓窥管而已。夫欲视死别生，实为难矣！

孔子云：生而知之者上，学则亚之。多闻博识，知之次也。余宿尚方术，请事斯语。

目 录

六经病提纲证 …………………………… 1
桂枝汤证 ………………………………… 6
桂枝加葛根汤证 ………………………… 12
桂枝加附子汤证 ………………………… 15
桂枝新加汤证 …………………………… 19
麻黄汤证 ………………………………… 22
葛根汤证 ………………………………… 26
葛根加半夏汤证 ………………………… 31
大青龙汤证 ……………………………… 34
小青龙汤证 ……………………………… 39
五苓散证 ………………………………… 44
桃核承气汤证 …………………………… 49
抵当汤证 ………………………………… 54
栀子豉汤证 ……………………………… 58
麻杏甘石汤证 …………………………… 63
葛根芩连汤证 …………………………… 67
桂枝甘草汤证 …………………………… 70
桂甘龙牡汤证 …………………………… 73
桂枝救逆汤证 …………………………… 76

桂枝加桂汤证 ……………………………… 79
苓桂甘枣汤证 ……………………………… 82
苓桂术甘汤证 ……………………………… 85
朴姜夏草人参汤证 ………………………… 89
小建中汤证 ………………………………… 95
桂枝人参汤证 ……………………………… 98
干姜附子汤证 ……………………………… 103
茯苓四逆汤证 ……………………………… 108
真武汤证 …………………………………… 111
炙甘草汤证 ………………………………… 116
大陷胸汤证 ………………………………… 120
小陷胸汤证 ………………………………… 125
大黄黄连泻心汤证 ………………………… 129
附子泻心汤证 ……………………………… 133
半夏泻心汤证 ……………………………… 136
生姜泻心汤证 ……………………………… 140
甘草泻心汤证 ……………………………… 143
旋覆代赭汤证 ……………………………… 147
黄连汤证 …………………………………… 151
桂枝去桂加苓术汤证 ……………………… 154
白虎汤证 …………………………………… 157
白虎加人参汤证 …………………………… 161
猪苓汤证 …………………………………… 165
调胃承气汤证 ……………………………… 169
小承气汤证 ………………………………… 173
大承气汤证 ………………………………… 177

目 录

吴茱萸汤证 ································ 181
茵陈蒿汤证 ································ 186
小柴胡汤证 ································ 191
大柴胡汤证 ································ 197
四逆散证 ·································· 202
四逆汤证 ·································· 207
附子汤证 ·································· 211
桃花汤证 ·································· 214
黄连阿胶汤证 ······························ 218
麻黄细辛附子汤证 ·························· 221
乌梅丸证 ·································· 225
干姜芩连人参汤证 ·························· 230
当归四逆汤证 ······························ 233
白头翁汤证 ································ 237
理中丸证 ·································· 241
竹叶石膏汤证 ······························ 246

六经病提纲证

【原文】太阳之为病,脉浮,头项强痛而恶寒。(1)

【释义】太阳病的典型特征是脉浮、头项部僵硬疼痛、怕冷。太阳外主一身之表,统摄营卫,为六经之藩篱,受邪首当其冲。外邪侵袭,由表而入,正邪交争于表,使太阳的卫外功能失常,发为太阳病,出现相应的脉证。正气抗邪于表,卫气浮盛,脉中气血充盈,故脉浮。太阳经气不利,运行受阻,故头项强痛,活动不能自如。营卫受邪而伤,卫气不能正常发挥温煦的功能则表现为恶寒。此三个症状是太阳病表证的主要症状,尤其是恶寒,出现最早并贯穿于太阳病的始终。

【临床应用】"脉浮,头项强痛而恶寒"是张仲景对太阳病脉症的规律性总结。此三症不仅概括了太阳病脉症的共同特点,而且还包涵了太阳病"邪袭太阳,正气奋起抗邪,正邪交争于表,经气不利,营卫失和"的基本病机特征,所以作为太阳病提纲,对临床辨识太阳病具有非常重要的指导意义。

【原文】阳明之为病,胃家实是也。(180)

【释义】《灵枢·本输》曰:"大肠、小肠皆属于胃。"从功能与结构上说明胃与肠腑的关系。《素问·通评虚实论》曰:"邪气盛则实。"阳明为水谷之海,多气多血之经,主燥热之化。病邪深入阳明,邪从燥化,胃肠燥热亢盛,病变以里热实为特征。

【临床应用】邪入阳明,多从燥化,胃肠燥热亢盛,但分而言之,又有热证、实证之别。热证者,是燥热之邪尚未与肠中之糟粕相结,只是无形之邪热弥漫全身,以身热、汗自出、不恶寒反恶热、脉滑为主症;实证者,是燥热之邪与肠中糟粕相结,形成燥屎而阻于肠道,以不大便、潮热、谵语、濈然汗出、脉沉实有力为主症。然无论是热证,还是实证,均属燥热实证,故以"胃家实"统括之。本条作为提纲,既明确了阳明病的病位在胃肠,又突出了阳明病的病变性质在于"实",是为阳明病辨证的焦点,又是阳明病论治的关键。

【原文】少阳之为病,口苦,咽干,目眩也。(263)

【释义】少阳胆腑,内藏胆汁,主枢机而寓相火。太阳表邪化热内传少阳,枢机不利,气郁化火,胆火上炎,胆汁上逆,故口苦。口苦是胆病的重要特征,仅此一症,便揭示了少阳病病位在胆,性质属热的特点,故仲景将其置于提纲证三症之首。胆火上炎,灼伤津液则咽干。咽干一症,与太阳表证之口不渴,阳明里热的口渴相比较,说明少阳病邪已化热,但有热势不甚,津伤不重的特点。肝开窍于目,肝胆互为表里,内有经络相联,足少阳之脉起于目锐眦,胆火循经,上扰目窍,必头目昏眩。

【临床应用】因口苦、咽干、目眩三症反映了少阳病胆火上炎,灼伤津液,火气为病的特点,故可以作为少阳病的辨证提纲。临证之时，凡见此三症，即可确认为病在少阳。少阳病除胆火上炎，损伤津液的病机之外，尚有枢机不利，疏泄失职，木邪犯土，脾胃受害的一面，故本条又应与第96条所述之往来寒热、胸胁苦满、默默不欲饮食、心烦喜呕等症相参，临床辨证方臻全面。

【原文】太阴之为病，腹满而吐，食不下，自利益甚，时腹自痛。若下之，必胸下结硬。（273）

【释义】太阴在脏为脾，属土主湿，主运化而司大腹。若脾阳不振，运化失职，寒湿阻滞，气机不畅，则腹部必腹满，《素问·异法方宜论》云："脏寒生满病"。脾与胃相表里，太阴脾病多影响及胃，寒湿内盛，升降失常，浊阴上逆犯胃，则呕吐而食不得下；脾阳下陷，清气不升则自下利。脾虚而下利，因下利致脾益虚，脾愈虚则利益甚。寒凝脾络，致脾络时通时阻，则时腹自痛。因此，"腹满而吐，食不下，自利益甚，时腹自痛"反映了太阴病脾阳不足，寒湿内盛的基本病机特点。

【临床应用】太阴虚寒证，"当温之"为其治疗大法，即温运中阳，健脾燥湿，慎用攻下之法。若误用下法，则更损中阳，中虚益甚而浊阴上逆，则增胸下结硬之变证。太阴脾虚寒证与阳明腑实证都有腹满腹痛，但二者性质完全不同。太阴属虚属寒，为脾阳虚而寒湿阻滞，其证候特点为"腹满时减，复如故""时腹自痛"，虽下利而仍不除；阳明腑实证属热属实，为实热内结，腑气不通所致，其证候特点为"腹满不减，减不足言""绕脐痛"，得大便通利则可除。

【原文】少阴之为病，脉微细，但欲寐也。（281）

【释义】少阴病涉及心肾两脏。心藏神属火，火衰则阳气鼓动无力，故脉微。肾藏精属水，水虚则阴血不足，脉失充盈，故脉细。心虚神不充则精神萎靡不振，肾虚精不足则体力衰惫，提示病至少阴，医生通过望诊就能观察到病人全身衰竭的状态。以上一脉一症，概括了少阴病心肾俱虚的病变特点，故为少阴病提纲。

【临床应用】老年人往往喜欢打瞌睡，似睡非睡，这是心肾不足，阴阳皆虚的反映。"但欲寐"反映精神减衰退不足，嗜睡，又区别于正常人的睡眠。正常人经过补充睡眠之后，精神可以得到恢复，而少阴病"但欲寐"者不能解困，是病理情况。

【原文】厥阴之为病，消渴，气上撞心，心中疼热，饥而不欲食，食则吐蛔，下之利不止。（326）

【释义】厥阴肝为风木之脏，内寄相火，喜条达而主疏泄，与脾的运化功能关系密切，木郁化火，疏泄失常，因而发生上热下寒的证候。热炽津伤则消渴；肝气横逆则气上撞心；肝火犯胃，则心中疼热，胃中嘈杂似饥；木郁土虚，脾虚运化失常，谷入难消，故虽饥而不欲食；脾虚肠寒，若其人肠中素有蛔虫寄生，则因其喜温避寒，复闻食臭而上窜，故食则吐蛔。本条概括了上热下寒、寒热错杂的证候特点，故为厥阴病提纲。

【临床应用】临证时如不了解厥阴病特征为寒热错杂，在治疗上就会犯片面性的错误。如果只看到"消渴，气上撞心,心中疼热"等热证,用苦寒泻下之药治热,必致中气更伤,脾胃更寒了,从而发生下利不止的变证。反过来,如果只看到"不欲食,食则吐蛔"的中焦寒证而用热药,消渴和心中疼热就更严重。因此,要用寒温并投治之法,才能解决问题。

桂枝汤证

【原文】太阳中风，阳浮而阴弱，阳浮者，热自发，阴弱者，汗自出，啬啬恶寒，淅淅恶风，翕翕发热，鼻鸣干呕者，桂枝汤主之。（12）

桂枝三两（去皮），芍药三两，甘草二两（炙），生姜三两（切），大枣十二枚（擘）。上五味，㕮咀三味，以水七升，微火煮取三升，去滓。适寒温，服一升。服已须臾，啜热稀粥一升余，以助药力。温覆令一时许，遍身漐漐微似有汗者益佳，不可令如水流漓，病必不除。若一服汗出病差，停后服，不必尽剂。若不汗，更服依前法。又不汗，后服小促其间，半日许，令三服尽。若病重者，一日一夜服，周时观之。服一剂尽，病证犹在者，更作服。若汗不出，乃服至二三剂。禁生冷、黏滑、肉面、五辛、酒酪、臭恶等物。

【原文】太阳病，头痛，发热，汗出，恶风，桂枝汤主之。（13）

【原文】太阳病，发热汗出者，此为荣弱卫强，故使汗出，欲救邪风者，宜桂枝汤。（95）

【释义】12条：太阳外受风寒之邪，卫阳浮越于表抗邪，营阴不能内守而外泄。卫阳与邪相争故发热，营阴不能内守故汗出，病人怕风的程度就像寒风冷雨侵袭在身上一样，发热的程度就像羽毛覆盖在肌表，还会见到鼻鸣、干呕，这种情况要用桂枝汤治疗。服桂枝汤有以下注意事项：①浓煎1次，分3次温服。②服药后令病者喝热稀粥，并加衣被，使全身微汗为佳，不可过汗。③见效停药，一服汗出病解即止。④不效继进，若不汗，可缩短服药时间。⑤服药期间需忌口，不可食生冷、不易消化、有刺激性及腐败的食物。

13条：太阳病，如果头痛，发热，汗出，怕风的，用桂枝汤主治。

95条：太阳病其所以发热汗出，是因为卫气浮，荣气弱的缘故，所以令其汗出，欲解除风邪，可用桂枝汤。太阳病而见发热、汗出等症者，此乃风邪外袭、营弱卫强之中风证。所谓"卫强"，并非指卫气强健，而是指其在外邪侵袭之时犹能奋起抗邪，正邪相争，故而发热（恶风寒），即前述之"阳浮者，热自发"意。而所谓"营弱"，则是指当卫气抗邪，开阖失职之时，营阴因而不能内守，外泄为汗，即"阴弱者，汗自出"之义，而非营阴亏虚之谓。简言之，此证因风邪侵袭，而致卫气浮盛、营阴外泄。治之必以解肌祛风为法，而求营卫之复谐，故曰"欲救邪风者，宜桂枝汤。"

【临床应用】

1.《伤寒来苏集》：此为仲景群方之魁，乃滋阴和阳，调和营卫，解肌发汗之总方也。凡头痛发热，恶风恶寒，其脉浮而弱，汗自出者，不拘何经，不论中风、伤寒、杂病，咸得用此发汗。若妄汗妄下，而表不解者，仍当用此解肌。如所云头痛发热，恶寒恶风，鼻鸣干呕等病，但见一证便是，不必悉具，惟以脉浮自汗为主耳。愚常以此汤治自汗、盗汗、虚疟、虚痢，随手而愈。

2.《伤寒绪论》：桂枝汤加黄芩三钱，名阳旦汤，治冬温发热咽痛，或自利而咳。桂枝汤加干姜，名阴旦汤，治内挟寒食者。

3.桂枝汤具有调和营卫的功能，因此，本方可治疗感冒（风湿性心脏病反复感冒、风寒感冒、产后感冒、经期感冒、夏日贪凉饮冷致伤风、空调综合征等）、流行性感冒、支气管炎等，症见发热恶风，头项强痛，汗出，鼻鸣，脉浮缓者。本方加黄芪、白芥子、姜半夏为主方，治疗流行性感冒。风寒偏重者，加荆芥、防风；风寒外束过甚，咳痰不爽，并有气急者，加麻黄、枳实；挟湿偏重者，加白术、泽泻、茯苓、紫苏叶等；伴有咳嗽者，加款冬花。本方加附子治疗老年体弱感冒，加藿香、苍术治疗感冒挟湿。

4.本方加味可治疗阴血亏虚，营卫不和，风邪乘袭所致的手术后发热，以及病久正虚、营卫失和的低热。对于偏阳气虚，平时常冷，微有低热者，以桂枝汤加入党参、黄芪或当归之类。有人用桂枝汤加味治疗小儿恢复期肺炎效果良好。

5.本方加减可治疗顽固性哮喘、过敏性鼻炎、慢性荨麻疹等。如采用清宣肺气法，药用桂枝、白芍、辛夷、枇杷叶、升麻、蝉蜕等可治疗过敏性鼻炎。

6.运用疏肝和胃、通络止痛法，以加味桂枝汤为主治疗慢性胃炎、胃痛。有医者认为夏季腹泻，用藿香正气散尚嫌发散太过，用桂枝汤则发中有收，健运脾胃，振奋中焦，恰到好处。如腹痛泄剧者加白术、茯苓；泄泻不甚加神曲、木香；兼呕者加陈皮、半夏。也有报道本方加减治疗老年及妇人产后虚秘，胃肠神经官能症效果较好。

7.本方加味治疗妊娠恶阻，屡试屡验。其脾胃虚弱者加砂仁、白术、党参、茯苓；肝气犯胃者加紫苏叶、黄连、龙胆草；痰浊上泛者加砂仁、半夏、茯苓。此外，用本方治疗妊娠反应，一般服2～3剂，不仅能缓解妊娠反应症状，又利于胎儿的生长发育。

8.本方加当归、川芎，可用于试胎。凡月事中止不久、无法断为妊娠者，投以本方，大抵服药3剂后，有孕者少腹常觉跃动，非孕者则无此征象。

9.本方加赤芍、黄酒可治疗冻疮。寒重局部痒痛甚者加麻黄、细辛；气虚神疲者加生黄芪；阳虚畏寒者加附子、细辛，并重用桂枝至20克；血瘀重者加丹参、红花；溃烂者兼用麻油调马勃粉外敷。还可治疗寒冷性多形红斑、慢性溃疡、下肢静脉曲张、睾丸痛等。

【案例】

1.樊晓灵医案：黄某某，男，41岁。于1998年7月22日凌晨2时许，因酒后驾驶摩托车跌伤后致颈部受伤，四肢瘫痪，呼吸困难，高热不止，于当日上午7时入院。入院后1周，仍四肢不能动弹，阵发性呼吸困难，时有咳嗽，高热不退，体温波动在40℃上下，全身无汗出，退热以物理降温为主，如冰袋外敷、开放冷气，但一旦停用，高热随即再升，且大便不通，心烦憋闷欲死，胸腹皮肤光亮如涂蜡，尤以胸部为甚，呼吸时胸部肌肉无运动，双肋弓水平面以下痛觉、温觉、触觉消失，四肢肌肉萎废，双上肢肌力Ⅰ级，双下肢肌力0级，舌淡苔白厚，口唇焦干，口渴不甚，脉浮弦有力。详观脉症，细审病机，为外伤后露宿于外，肌表被束，营卫不和，当用桂枝汤。柯氏谓："此为仲景群方之冠，乃滋阴和阳，调和营卫，解肌发表之总方也。"又据现代药理研究，桂枝汤对体温、汗腺的分泌有双向调节作用，遂用桂枝汤2剂，每日1剂，服药后喝热稀粥1碗以助药力，以资汗源。但服完2剂后仅见鼻根部及鼻翼两侧有少许汗出，余处皆无，高热未退，非辨证有误、药不对症，乃服未得法。再处原方3剂，切切嘱咐如未见汗出，半日许将3剂连续服完，服药后仍喝热稀粥1碗，盖上被褥，停用冷气及冰袋，以微似汗出为止。尽3剂后，果然周身毛汗出，稍后热退身凉，呼吸亦转平稳。醒后每日均有少许汗出，再未发热。后用他药调理，四肢功能活动亦渐恢复。摘自：樊晓灵.桂枝汤治疗颈外伤后高热无汗症[J].湖南中医杂志, 1999, 15 (6)：57-58.

2.刘渡舟医案：某男，60岁。患风疹，皮肤瘙痒，钻心难忍已数月，伴见汗出、恶风等症，脉浮缓，舌苔白润。此为风邪稽留肌腠，营卫失和所致。当用解肌祛风、调和营卫之法治疗：桂枝9g，白芍9g，生姜9g，大枣12枚，炙甘草6g，3剂。服药后喝热稀粥，得微汗出，痒止疹消，皮屑脱落而愈。摘自：《经方临证指南》

3.裴永清医案：李某某，女，56岁，北京市人，于1989年6月27日由其女儿（我院84级本科生）扶持来就诊。自诉：阵阵发热汗出数年，余无明显不适，曾经西医院诊为"更年期综合征"和"植物神经紊乱"，服用中西药治疗，效果不显。查其舌苔白，脉弱，询知大便稀溏，断为营卫失和兼脾虚气弱，投桂枝汤加生黄芪白术治之，调和营卫兼益气健脾。桂枝9g,白芍9g,生姜9g,炙甘草6g,生黄芪12g,白术9g,大枣7枚。服2剂,其汗大减,继服2剂,热退汗止而安。摘自:《伤寒论临床应用五十论》

桂枝加葛根汤证

【原文】太阳病,项背强几几,反汗出恶风者,桂枝加葛根汤主之。(14)

葛根四两,芍药二两,生姜三两(切),甘草二两(炙),大枣十二枚(擘),桂枝二两(去皮)。上六味,以水一斗,先煮葛根,减二升,去上沫,内诸药,煮取三升,去滓,温服一升。覆取微似汗,不须啜粥,余如桂枝法将息及禁忌。

【释义】太阳病见汗出、恶风,属太阳中风证。太阳经脉起于目内眦,上额交巅,循头下项,挟脊抵腰。"项背强几几",是言项强连背,拘急不舒,俯仰不能自如,表明经气郁滞较重。而项背强几几,多兼见于太阳伤寒表实无汗证,以寒主收引是也,今见汗出,故曰"反",旨在强调本证的辨证关键在于汗出。综观本条病机,为风寒袭表,卫强营弱,而兼太阳经输不利。因此在解肌祛风基础上,辅以升津舒经之法,治以桂枝加葛根汤,用桂枝汤解肌祛风,调和营卫。葛根作用有三:一则升阳发表,助桂枝汤以解肌;二则舒筋通络,解经气之郁滞;三则生津液,起阴气,以缓解经脉之拘急。

【临床应用】

1.《圣济总录》载"桂心汤"(即本方),治四时伤寒初觉。

2.《伤寒总病论》谓本方可"通治柔痉"。

3.本方加黄芪、黄连、地龙、威灵仙治疗糖尿病合并神经炎,出现肢端麻木、活动不利、皮肤黯黑;加羌活、独活、威灵仙、全蝎、木瓜治疗风袭经络引发的筋脉挛急疼痛;加川芎、丹参、降香、汉三七(冲服)治疗高血压、冠心病、心肌缺血之绞痛者;加炒扁豆、木瓜、车前子(布包入煎)、马齿苋治疗婴幼儿秋季腹泻伴身发低热者;加西洋参(另煎兑入)、麦冬、升麻、蝉蜕治疗小儿气阴不足之疹出不透者;去生姜,白芍易赤芍,加茺蔚子、僵蚕、蒺藜、菊花治疗视神经萎缩、视网膜中央动脉栓塞、视网膜血管痉挛所致中心性视网膜炎有良效。

4.运用本方的辨证要点为项背拘急、转动不灵,又具有桂枝汤证者。临床若头痛重者,可加川芎、白芷、羌活;眩晕者,可加天麻、钩藤;血瘀者,可加桃仁、红花、丹参、鸡血藤;气虚者,可加黄芪、党参等。

【案例】

1.刘渡舟医案:张某,女,26岁。在乘长途汽车回家途中,靠窗倚睡而受风。回家后,突然感到左侧面部肌肉拘紧,口眼向左侧㖞斜。脉浮,舌苔白润。此风邪客于阳明经络,治疗当以祛风通络为主。桂枝9g,白芍9g,生姜9g,大枣12枚,炙甘草6g,葛根15g,白附子6g,全蝎6g。服药2剂,汗出邪去而愈。摘自:《经方临证指南》

2.陈瑞春医案:雷某,女,41岁,教师。1978年2月初就诊。自述颈项部不灵活,转动不自如已2~3月,且伴有上肢麻木感,手臂举动不便,其他如常。脉缓,舌苔薄润。当即以桂枝加葛根汤方数剂,并嘱其摄片检查。二诊，经X线摄片检查，确诊为颈椎增生症，并诉前方后，颈部略感转动灵活，脉舌均正常。处方：桂枝6g，赤芍6g，白芍6g，生黄芪15g，秦艽10g，姜黄10g，葛根15g，生姜3片，大枣3枚，炙甘草5g。服20余剂，自觉颈部俯仰灵活，手麻木减轻，近一年多，病未复发。按：此虽颈椎增生症，表现仍为"项背强几几"，病位属太阳经，故以桂枝汤滋阴养阳，加益气活络升津药取得近效。摘自：《陈瑞春论伤寒（增订本）》

3.聂惠民医案：郑某，女，成年，1978年10月初诊。患感冒3天，自服解表药如银翘丸、抗生素、解热镇痛药，未效，故求余诊。病见发热（37.6℃），微恶风寒，身见自汗，鼻塞流涕，项背拘急，不能自如，面部自觉有拘紧感（既往患过颜面神经麻痹）。切其脉缓而弱，舌淡红苔薄白。证属风邪客表，营卫不和，经输不利而致。治宜解肌祛风，调和营卫，舒经活络，拟桂枝加葛根汤化裁。遂以原方加嫩桑枝10g，进药2剂，取微汗出，药后病去七八，继服2剂而安。摘自：《三订聂氏伤寒学》

桂枝加附子汤证

【原文】太阳病，发汗，遂漏不止，其人恶风，小便难，四肢微急，难以屈伸者，桂枝加附子汤主之。（20）

桂枝三两（去皮），芍药三两，甘草三两（炙），生姜三两（切），大枣十二枚（擘），附子一枚（炮，去皮，破八片）。上六味，以水七升，煮取三升，去滓，温服一升。将息如前法。

【释义】太阳病，发汗之后，病人汗出不止，怕风，小便困难，四肢轻度拘急，屈伸不利的，用桂枝加附子汤治疗。太阳病须微汗而解，方可邪去而正不伤。若大汗淋漓，则不仅其病不除，反能伤阳损阴而发生诸种变证。汗出过多，则小便相应减少；卫阳失煦，经脉不柔，则四肢拘挛，屈伸不利。汗漏意味着津伤，但仲景只在桂枝汤中加一味附子，因汗漏实源于卫阳之虚，加附子扶阳固表以敛汗，又寓阳生阴长之意。

【临床应用】

1.《千金要方》：治产后风虚，汗出不止，小便难，四肢微急，难以屈伸者。即本方，附子用二枚。

2.《叶氏录验·劳门》：救汗汤，即本方。治阳虚自汗。

3.治疗腰腿痹痛证（腰椎间盘髓核突出症、腰椎椎管狭窄症、坐骨神经痛等)凡属湿盛而表阳虚者,用本方加黄芪、当归、白术、威灵仙、乌梢蛇等可收到良好效果。

4.外科疾病:用于治疗寒冷性荨麻疹、烫伤属表虚阳陷者、缠腰火丹之水疱疗阳虚气弱、搭背疮脓水淋漓不尽者。

5.运用本方的辨证要点为汗漏不止,四肢拘急,小便不利,又具有桂枝汤证者。临床若气虚者,可加黄芪、白术、党参;阳虚甚者,可加干姜、吴茱萸;漏汗严重者,可加山茱萸、煅龙牡;疼痛甚者可加羌活、独活、细辛;下肢痛重者可加千年健、怀牛膝;腰痛重者可加续断、狗脊、桑寄生;湿重者可加苍术、薏苡仁等。

6.现代运用本方可治疗阳虚外感,以及一切阳虚不摄而体液渗漏的病证,诸如汗漏、溢乳、崩漏、鼻衄、带下、二便泄漏不止等。还可用于治疗阳虚寒凝之痛症如风湿性关节炎、坐骨神经痛、血栓闭塞性脉管炎以及低血压、心动过缓等属阳气虚弱者。

【案例】

1.李铁医案:徐某,女,35岁。1990年2月9日入院。无汗恶寒已7年,自1983年重症肌无力发病起,无论盛夏炎热,或因外感热病,虽热而周身干燥无汗,胸闷,肌肤重胀难忍,服发汗解表药物罔效。刻诊:无汗恶寒,胸闷心烦,头重昏沉,面色暗滞,肢体困重,手足燥裂,月经量少,色淡质稀有血块,舌质暗红、苔薄白,脉沉涩。此乃少阴阳衰,经脉失于温养,瘀血阻络,阳气不能外达,津液无所化生濡润,营卫失和,表现为无汗,肢体燥裂。此种无汗非发表之剂所能奏效。因思仲景之桂枝加附子汤，虽为阳虚漏汗所设，但立法之本在于扶助阳气，调和营卫，若以治疗本病，或可收异病同治之效，遂酌加养血活血之品。处方：桂枝15g，白芍、当归各20g，甘草、熟附子各10g，生姜5片，大枣10枚，川芎30g，细辛5g。嘱啜热粥、温覆。5剂水煎，日2服。3剂后，始现头、背、上胸部、上肢微汗涔涔，汗后周身欣快，胸闷心烦头身困重消失，适逢月经来潮，色质较好，但仍有血块，舌质红，瘀点减少，脉沉。上方熟附子加至20g，续服5剂，服法如前。此后随访月余，自述每逢活动后或加盖衣被有微汗，肌肤湿润，诸恙痊愈。摘自：李铁.桂枝加附子汤治愈阳虚无汗［J］.四川中医，1991（1）：27.

2.邱健行医案：张某某，女，54岁，职员。2009年7月31日初诊。主诉：多汗7年余。初诊：患者7年来无明显诱因反复出现多汗，质黏稠色清，无异味，并伴有畏寒怕风。曾到当地医院诊治，检查未见其他器质性病变。诊断为重度植物性神经系统紊乱。症状反复不愈，遂来求诊于中医。就诊时症见：多汗，汗出质黏色清，无臭味，畏寒怕风，虽暑热天气仍着长袖秋衣，入诊室后即要求关闭电风扇，无发热，无鼻塞流涕，无身体酸病，但自觉全身乏力、少气，颈项痹痛，眠差，入睡较困难，口干，舌暗淡少苔，脉弦细。中医诊断：汗证（漏汗），证属肺卫不固并阳虚。西医诊断：重度植物性神经系统紊乱。此为患者素有肺表不足而易汗出，加之更年期阴阳失调，致汗出甚且日久不愈。汗多则阳气随之外泄，久之则阳气虚弱，肺卫不足，则畏风寒甚，酷暑而着冬衣，如此恶性循环阳气愈虚而汗出愈多。治宜益气温阳固表。选桂枝加附子汤加减。处方：桂枝12g，白芍15g，炙甘草6g，大枣30g，生姜5片，黄芪20g，白术15g，麻黄根30g，熟附子12g（先煎），生牡蛎30g（先煎），生龙骨30g（先煎），糯稻根30g。10剂，水煎服，日1剂。二诊（2009年8月10日）：汗出明显减少，自觉出汗为热汗，以头汗为主，畏寒怕风则明显好转，虽仍着长袖来诊，但已无须关闭诊室风扇，略有咳嗽，舌暗红苔白厚干，脉沉细。阳虚寒象得减，但正虚之证难以速补，守上法继续补气固表。上方去糯稻根、麻黄根，加法夏12g，陈皮6g，人参叶10g。7剂，水煎服，日1剂。后以上方加减服用1月余，患者诸症消失。摘自：《杏林健行——全国名老中医邱健行临证传薪录》

3.陈瑞春医案：吴某，男，32岁，农民。1970年3月就诊。患者因劳动时淋雨，当晚头身重痛，恶寒发热无汗，次日就诊时，体温38.8℃，脉象浮数，舌苔薄白，二便如常，不呕不渴。已用羌活、独活、荆芥、防风、蔓荆子、川芎、白芷等祛风胜湿药，服1剂，汗出甚多，身痛反剧，不发热，身寒怕冷，围帐覆被而睡且身不热，体温36.5℃，舌苔白润，脉象微细，处方：制附片6g，桂枝6g，西党参15g，白芍6g，炙甘草5g，生姜3片，大枣3枚。服1剂后，肢体暖和，恶寒减轻，汗少身不痛。继服1剂后，恶寒自罢，知饥索食，诸症痊愈。休息2天后恢复劳动。按：风寒感冒虽未用麻桂发汗，而祛风胜湿药亦可过汗，本例即发汗伤阳，故汗后身寒更甚，用桂枝加附子汤温阳益卫，加党参益气补虚而获效。摘自：《陈瑞春论伤寒（增订本）》

桂枝新加汤证

【原文】发汗后，身疼痛，脉沉迟者，桂枝加芍药生姜各一两人参三两新加汤主之。（62）桂枝三两（去皮），芍药四两，甘草二两（炙），人参三两，大枣十二枚（擘），生姜四两。上六味，以水一斗二升，煮取三升，去滓，温服一升。

【释义】太阳病，发汗之后，出现身体疼痛，脉象沉迟，用桂枝汤加上芍药生姜各一两、人参三两治疗。身疼痛乃太阳病临床主要见症之一，每随发汗解表而消减。本条太阳病，发汗原属正治，只因发汗太过，损伤卫气营阴，而表证尚未尽除，是以发热恶风寒、头痛之外，更见身痛转剧，绵绵不休。脉浮转为沉迟，此皆因气营不足，无以温煦濡养所致。方以桂枝汤疏散在表之余邪，重用芍药以增强和营养血之功，加重生姜，外则协桂枝通阳和卫，内则和畅中焦，利气血生化之源，加人参益气生阴，以补汗后之虚。

【临床应用】

1.本方扶正祛邪，补散兼施，故有无表证皆可使用。因本方功用重在益气养营，滋阴和阳，兼以发散风寒，调理气血。是以虚人感冒或气血不足而以身痛为主要见症者，用之多效。运用本方的辨证要点为身疼痛，脉沉迟，可伴有恶风寒、发热、汗出等。

2.临床上合八珍汤加麻黄、葛根、黄芪可治疗颈椎病；若加当归、黄芪、牛膝、桑寄生、槲寄生、益智仁、乌药可治疗腰椎病；若加黄芪可治疗气虚；加当归、熟地可治疗阴血亏虚甚者；若加五味子、山萸肉、煅龙牡可治疗出汗多者；若加细辛、川芎、鸡血藤、秦艽可治疗身体疼痛较重者。

3.本方生姜易炮姜加肉豆蔻、白术、炒扁豆治疗肠寒痉挛，脾虚腹泻证。加白术、当归、海螵蛸、浙贝母、白及治里虚中寒之胃溃疡、十二指肠溃疡。

4.现代运用本方可治疗素体虚弱易感冒者及多种身痛之证，且多用于治疗末梢神经炎、面神经麻痹、肌肉疼痛、关节疼痛、慢性胃炎及溃疡、神经性头痛、梅尼埃病、男女更年期综合征、痹证、便秘、产后高热、产后身痛、妊娠恶阻及不安腿综合征等属营卫不和兼气营两虚者。

【案例】

1.刘渡舟医案：樊某，女。产后半月许，忽然身体疼痛，脉来沉迟，无感冒可言。有学员辨为气血两虚，用十全大补汤治疗，虽有小效但不彻底。改用桂枝加芍药生姜各一两人参三两新加汤治疗：桂枝9g，白芍12g，生姜12g，大枣12枚，炙甘草6g，党参12g。服药3剂后，疼痛消除。摘自：《经方临证指南》

2.聂惠民医案：李某某，女，27岁。1989年10月17日初诊。产后20天，周身疼痛，自觉发凉，身有汗出，畏寒恶风，身著厚衣，手腕等处皆以手帕缠裹，严防风入，饮食二便如常，脉沉弦稍缓，苔薄白，舌质略淡，面色㿠白。

证系新产之后,气血两亏,复感风邪而致身痛。治以调和营卫,益气和血,宗桂枝新加汤加味治疗。方用桂枝10g,杭芍20g,炙甘草6g,大枣7枚,生姜6g,党参15g,当归12g。水煎服3剂,诸症皆减。复诊加炙黄芪12g,附片3g。服药10余剂而愈。摘自:《三订聂氏伤寒学》

3.聂惠民医案:杨某,女,28岁。1989年9月22日初诊。患者自述本次月经后,又有一次出血,血量为多,挟有血块,其后头晕头痛,牵引项背,腰酸身痛,伴心慌气短,倦怠乏力,面色苍白,痛苦面容,脉沉细略数,苔薄白,舌尖红。证属经期失血,营血不足,复感外邪,经气郁滞所致,血虚身痛,治宜益气和营,疏通经脉,取桂枝新加汤加葛根、菊花。4剂,水煎温服,每日1剂,分3次服,药后项背痛除,精神转佳,头痛乏力未尽。前方继服4剂,药后病愈。摘自:《三订聂氏伤寒学》

麻黄汤证

【原文】太阳病,头痛发热,身疼腰痛,骨节疼痛,恶风,无汗而喘者,麻黄汤主之。(35)

麻黄三两(去节),桂枝二两(去皮),甘草一两(炙),杏仁七十个(去皮尖)。上四味,以水九升,先煮麻黄,减二升,去上沫,内诸药,煮取二升半,去滓,温服八合,覆取微似汗,不须啜粥,余如桂枝法将息。

【释义】外感病,见到头痛、发热、身体疼痛、腰痛、关节疼痛、怕风、无汗并且喘的,用麻黄汤治疗。风寒外束肌表,太阳经气受阻,卫阳不得伸展,营阴郁滞不畅而出现各种痛症。卫阳被遏,正邪交争,可见恶风寒、发热。寒邪闭郁而无汗。皮毛闭塞,肺气不宣而喘。以上诸症再结合浮紧之脉,是为太阳伤寒证。麻黄汤用麻黄辛温发汗、解散风寒,更兼宣肺平喘之用,故为君药。桂枝协同麻黄增强发汗解表之力,是为臣药。杏仁宣肺平喘,与麻黄协同,既增平喘之力,更添解表之效,故为佐药。炙甘草补益中焦,顾护汗源,更能调和诸药,故为使药。四药相合,其发汗之力甚峻,不须啜粥,以防汗出太过。

【临床应用】

1.《肘后备急方》:治卒上气,鸣息便欲绝。以本方捣为末,温服方寸匕。

2.《外台秘要》：治新久咳嗽，唾脓血，于本方去杏仁加大枣。

3.《太平惠民和剂局方》：治感冒风邪，鼻塞声重，语音不出；或伤风伤冷，头痛目眩，四肢拘倦，咳嗽多痰，胸满气短。以本方去桂枝加生姜，且甘草不炙、麻黄不去根节、杏仁不去皮尖，名为三拗汤。

4.《伤寒来苏集》：治冷风哮，与风寒湿三气成痹等证。

5.《眼科锦囊》：治风寒所侵而眼目赤肿，生障翳者。

6.《伤寒大白》：里有热加石膏、黄芩；少阳见症，加柴胡；阳明见症，加干葛；小便不利，加木通、车前子。

7.本方加茯苓、半夏治疗冠心病；加薏苡仁、白芍、秦艽、半夏、制川乌治疗肩凝症；加当归、黄芪、吴茱萸、干姜治疗痛经；加蝉蜕、僵蚕、柿蒂、生姜治疗风寒侵袭，肺气郁闭之呃逆；加柿蒂治疗顽固性呃逆；加附子、细辛治疗手足如冰；加当归、全蝎、白附子和僵蚕治疗面神经麻痹；加泽兰、牛膝、独活、熟地黄、川芎治疗脉管炎；加花椒、细辛、附子、乌药治疗阳痿；合少腹逐瘀汤治疗继发性闭经；合苍附导痰汤治疗多寐症；加防风、菖蒲、细辛等治疗突发性耳聋；合小柴胡汤治疗三叉神经痛；合白虎汤治疗鼻窦炎；合补阳还五汤治疗中风偏瘫；治疗因蛛网膜出血并发暴盲，合用通窍活血汤冲服水蛭粉调理有效。另外，本方亦用于小儿遗尿症。

【案例】

1.聂惠民医案：闫某某，男，12岁。面目浮肿，气促，伴有恶寒发热，已有一周余。自诉寒热，时头痛甚剧，午后寒热稍减，始病未见汗出。胃纳略差，大便如常，小便量少，舌色正常，苔薄白，脉略浮紧。此乃风寒外束，肺气不宣，而致水道通调失职。方用麻黄汤加桑白皮、大腹皮、生姜皮，服一剂得微汗出，浮肿、气促等外感症状减轻，继用前方去桂枝，加苏叶，继服两剂，余症基本消除，后取五苓散加减调理而愈。摘自：《三订聂氏伤寒学》

2.刘渡舟医案：刘某，男，50岁。因工作需要，自北京赴甘肃省。当时正值隆冬季节，不慎受风寒而得"太阳伤寒证"。发热39.8℃，严重恶寒，周身大小关节无一不痛，身无汗，咳嗽，脉浮紧。处方：麻黄9g，桂枝6g，杏仁12g，炙甘草3g，1剂。服药后，盖被躺火炕上发汗。约1小时，遍身漐然汗出而解。摘自：《经方临证指南》

3.裴永清医案：患者刘某某，男，47岁，北京人，工作单位在国家水文勘察院。初诊时间为1998年12月4日。病人主诉全身怕冷，背部恶寒尤甚，已病3年余。患病后从不觉夏暑之热，曾接受中西药多方治疗而罔效。我在望闻问切四诊中抓住三点：（1）病人正气不虚；（2）脉证无热象；（3）病人口诉说每当出汗后其病痛减轻，汗止后不到半个小时左右病状复原，但要想出点汗很困难。查其舌苔薄，脉弦，无其他任何不适，遂以太阳伤寒证论治之。投以麻黄汤：净麻黄10g，桂枝10g，杏仁10g，炙甘草6g。3剂，水煎服，每日1剂，每剂煎2次，每次取药汁200ml左右，2次药汁混合后再分2次温服，间隔1小时左右。二诊时间为1998年12月8日，病人主诉服药后没有出汗，病情毫无改善。我仍认为是太阳伤寒证，其服药后不出汗的原因是表寒闭郁已3年之久，寒凝而皮毛腠理不开，非峻汗不解，乃继投麻黄汤，麻黄增至12g，加用葛根10g。3剂，煎服法同前。三诊时间为1998年12月11日，病人告知服药后微微汗出1小时左右，自觉恶寒背冷之情已十愈近半。效不更方，继投二诊方3剂。四诊时间为1998年12月15日，患者告知服药后汗出畅快，病症全部消失，但出现稍有活动则汗出现象。查舌按脉，诊为外寒虽解，却有表气不固而动则汗出之情，改投玉屏风散善后调理而愈。摘自：《伤寒论临床应用五十论》

葛根汤证

【原文】太阳病,项背强几几,无汗,恶风,葛根汤主之。(31)

葛根四两,麻黄三两(去节),桂枝二两(去皮),生姜三两(切),甘草二两(炙),芍药二两,大枣十二枚(擘)。上七味,以水一斗,先煮麻黄、葛根,减二升,去白沫,内诸药,煮取三升,去滓,温服一升,覆取微似汗,余如桂枝法将息及禁忌。

【原文】太阳与阳明合病者,必自下利,葛根汤主之。(32)

【释义】患太阳病,颈项及肩背部有拘急强直,俯仰不舒的感觉,无汗,又怕风,用葛根汤治疗。太阳与阳明合病,出现下利,用葛根汤治疗。31条言"无汗恶风",药用麻黄,故知其为太阳伤寒,在此基础上,另一主要症状为"项背强几几",项背拘紧不舒,活动不能自如,表明邪阻较重,经气郁滞更甚。此时若仅以麻黄汤发散风寒,必不尽如人意。若在发汗解表之基础上,辅以升津舒经之法,是为两全之策。32条所谓太阳与阳明合病,但从"葛根汤主之"以方测证,仍以太阳表实证为主。而里之阳明,仅见下利,乃风寒束表,内迫阳明,导致大肠传导功能失常,而非邪气内传胃肠蓄热所致。"下利"前冠一

"自"字，是说下利由于风寒内迫肠道而自然发生，既非误治，亦非里虚、里热等所致。既为属风寒表证下利，则多为水粪杂下，而无臭秽及肛门灼热感，更无口渴心烦脉数舌红等热象。太阳表证与下利并见，从证候的表里属性来看，亦可称为表里同病。其病机重心在于表寒束闭，故治之以辛温发汗，解除寒闭，断其根本；更佐以升清止利以治其标，方选葛根汤。清·喻嘉言所称的"逆流挽舟"法，承此而来。

【临床应用】

1.《金匮要略》用本方治疗欲作刚痉。

2.《外台秘要》引《延年秘录》解肌汤（本方去生姜加黄芩二两）主天行二三日，头痛壮热。

3.《方机》用本方治痘疮初起，至见点起胀灌脓之间，用葛根汤屡效，若恶寒甚，起胀时一身俱肿胀，或疼痛，葛根加术附汤为优。

4.《类聚方广义》葛根汤治麻疹初起，恶寒发热，头痛项强、无汗，脉浮数，或干呕下利，又疫利初起，发热恶寒，脉数者，当用本方汤发汗。

5.《眼科锦囊》葛根汤治上冲眼、疫眼及翳膜，若大便秘结者加大黄，生翳者加石膏。

6.《伤寒六书纂要辨疑》解肌汤即本方去生姜、大枣，加黄芩，治瘟病大行，头痛壮热，春感寒邪，发热而呕，不恶寒。

7.《伤寒论今释》陆渊雷按：流行性热病，流行性感冒最多，其证三类，若发热、若咳嚏、若吐利，葛根汤皆治之，故临床施治，葛根汤之应用最广。

8.本方加菊花、黄芩、红花、川芎、大黄治疗睑腺炎、眼睑脓肿。

9.据原著所论,葛根汤具有疏风散寒、升津舒经、升清止利之功,用治太阳伤寒表实证而经气不利之项背强急和外寒内迫阳明之下利证。而后世医家在继承的基础上,更注重其舒筋通络、调理气血功效的延伸和拓展,以之广泛治疗各类经脉不利、气血失和的痛、痹、痉挛病症,并不以风寒表证之有无而限定眼目,且取得良好疗效。

【案例】

1.曹颖甫医案:封姓缝匠,病恶寒,遍身无汗,循背脊之筋骨疼痛不能转侧,脉浮紧。余诊之曰:此外邪袭于皮毛,故恶寒无汗,况脉浮紧,证属麻黄,而项背强痛,因邪气已侵及背输经络,比之麻黄证更进一层,宜治以葛根汤。葛根15g、麻黄9g、桂枝6g、白芍9g、甘草6g、生姜4片、红枣4枚。方意系借葛根之升提,达水液至皮肤,更佐麻黄之力,推运至毛孔之外。两解肌表,虽与桂枝二麻黄一汤同意,而用却不同。服后顷刻,觉背内微热,再服,背汗遂出,次及周身,安睡一宵,病遂告差。摘自:《经方实验录》

2.刘渡舟医案:李某,男,38岁,住北京朝阳区。患顽固性偏头痛2年,久治不愈。经友人介绍,延请刘老诊治。主述:右侧头痛,常连及前额及眉棱骨。伴无汗恶寒,鼻流清涕,心烦,面赤,头目眩晕,睡眠不佳。诊察之时,见病人颈项转动不利,问之,乃答曰:颈项及后背经常有拘急感,头痛甚时拘紧更重。舌淡苔白,脉浮略数,遂辨为寒邪客于太阳经脉,经气不利之候。治当发汗祛邪,通太阳之气，为葛根汤，处方：麻黄4g，葛根18g，桂枝12g，白芍12g，炙甘草6g，生姜12g，大枣12枚。麻黄、葛根两药，先煎，去上沫，服药后覆取微汗，避风寒。服3剂药后，脊背有热感，继而身有小汗出，头痛、项急随之而减。原方再服，至15剂，头痛，项急诸症皆愈。摘自：《刘渡舟临证验案精选》

3. 罗家佩医案：患者，女，42岁，2013年11月6日就诊。主诉：反复头晕6年。患者6年前开始在无明显诱因下出现头晕目眩、浑身无力，在当地卫生院静脉输液治疗（具体用药不详）后症状缓解。但此后眩晕一直反复发作，平均每月发作1~2次，轻时仅有头晕乏力，休息后可自缓，重时则如坐舟船，视物旋转，卧床不能起，需去当地卫生院静脉输液3~5天方能缓解。就诊时症见：头晕头昏，转头则头晕加重，周身乏力，颈项酸楚不适，得风寒则加重，汗出正常，纳食欠香，夜寐不实，二便正常。舌质淡红、苔薄白，脉弦细。四诊合参，辨证属营血不足、风寒痹阻、清阳不升，治宜以散风寒、补营血、升清阳为法，拟葛根汤加减。处方：葛根20g，生麻黄5g（先煮去沫），桂枝15g，生白芍20g，当归15g，川芎10g，蔓荆子10g，生姜15g，大枣15g，炙甘草10g。7剂，每日1剂，水煎2次，早晚分服，服药后1小时内避风寒。患者7天后来电告知，服上药3剂后头晕头昏感即完全消失，乏力明显改善，7剂后感觉头脑清爽，周身轻松，颈项舒适，纳寐均佳。6个月后患者因劳倦后头晕乏力再发，症状同前，电话中嘱在上方中加入黄芪20g，服用7剂，药后病情痊愈，随访1年未见复发。本患者虽以头晕为主诉，但其辨证关键在于颈项酸楚不适，得风寒则加重，为风寒痹阻太阳膀胱经的表现，膀胱经经络不畅，则气血不能上濡头窍，清阳不升，发为眩晕。周身乏力，脉弦细，为营血亏虚之象。故治疗上以葛根汤加减祛散风寒，补益营血，疏通经络，升利清阳。因本证风重寒轻，且兼营血不足，故葛根汤中麻黄少用，而白芍则相对多用，并加当归、川芎以补益营血，另加蔓荆子以加强祛风，且兼升利清阳。6个月后因劳累复发，考虑气血虚明显，故加黄芪，合当归则补气生血，同蔓荆子则补气升阳。摘自：罗家佩.葛根汤临证新悟［J］.广西中医药，2016，39（1）：55.

葛根加半夏汤证

【原文】太阳与阳明合病，不下利，但呕者，葛根加半夏汤主之。（33）

葛根四两，麻黄三两（去节），甘草二两（炙），芍药二两，桂枝二两（去皮），生姜二两（切），半夏半升（洗），大枣十二枚（擘）。上八味，以水一斗，先煮葛根、麻黄，减二升。去白沫，内诸药，煮取三升，去滓，温服一升。覆取微似汗。

【释义】太阳与阳明合病，没有腹泻的症状，而有呕吐现象，在这样的情况下，以葛根加半夏汤主治。本条承接32条而来。上条是太阳表邪内迫于肠，传导失职而下利；本条为太阳表邪内迫于胃，胃气上逆而呕逆。呕、利表现虽殊，但太阳表邪内犯阳明的病理则相同，且病的重心在表，故用葛根汤发汗解表为先，另加半夏以降逆止呕。

【临床应用】由于本方是在葛根汤基础上加半夏而成，主治功效大同小异，故后世医家对此方阐述不多。现代临床多运用于治疗胃肠型感冒、流感、麻疹、气管炎、支气管哮喘等，还可用于高血压、动脉硬化症、冠心病、高脂血症、关节炎、肠道菌群失调症、神经性呕吐等。其他临床运用，可参阅葛根汤。

【案例】

1. 胡希恕医案：任某，女，21岁。昨日感冒，头痛头晕，身疼腰痛，恶心呕吐，恶寒，并素有腹痛大便溏泻，脉浮数，苔白。证属太阳阳明合病，为葛根加半夏汤适应证。葛根12g，麻黄10g，桂枝10g，生姜10g，白芍10g，大枣4枚，炙甘草6g，半夏12g。服1剂证大减，2剂证已。摘自：《经方传真》

2. 张志民医案：患者男性，22岁。初诊：1961年6月22日。前天暴食西瓜及酒菜，食后假寐乘凉，夜即泄泻水样便，直射而出，一夜间达6次，兼有呕吐。迄今两日，吐泻未止，发热39℃，恶寒，头痛腰痛，项背强急，口渴喜饮，无汗，舌苔薄黄微燥，脉浮数，腹硬满拒按。虽有里证，当先解表。葛根15g，麻黄10g，桂枝6g，芍药10g，炙甘草10g，生姜10g，红枣12枚，法半夏10g。二诊：6月23日。昨日上午服药2次，下午3时测体温37.5℃，泄泻已止。仅感腰尚疼痛，其余各症均除。舌苔薄黄，不渴，热退净，前方去半夏，剂量减半，再服1剂痊愈。摘自：《伤寒论方运用法》

3. 刘渡舟医案：于某某，男，26岁，1980年10月8日初诊。患者于今晨始，觉发热恶寒，身体疼痛，无汗，头痛而胀。在厂保健站就医，予服解热药等。午后约4时许，腹中肠鸣，时作疼痛，继而泄泻，泄下如注，无脓血，无后重滞下，时作干呕，舌红苔薄白，脉浮紧。此系外感风寒，表气郁闭，内迫阳明，下迫大肠，清浊不分，而致泄泻。治宜发汗解表，兼以和胃降逆。方用葛根加半夏汤：葛根18g，桂枝8g，杭芍8g，麻黄4g，鲜生姜3片，大枣3

枚，甘草8g，半夏8g。1剂后遍身微微汗出，表解而利止呕平，其病痊愈。按：病人泄泻，始有表证，外邪未解，内迫阳明，既呕且利，故用葛根汤外散表邪，和中止利，加半夏降逆止呕，其呕利即止。摘自：《刘渡舟临证验案精选》

大青龙汤证

【原文】太阳中风,脉浮紧,发热恶寒,身疼痛,不汗出而烦躁者,大青龙汤主之。若脉微弱,汗出恶风者,不可服之。服之则厥逆,筋惕肉瞤,此为逆也。(38)

麻黄六两(去节),桂枝二两(去皮),甘草二两(炙),杏仁四十枚(去皮),生姜三两(切),大枣十枚(擘),石膏如鸡子大(碎),上七味,以水九升,先煮麻黄,减二升,去上沫,内诸药,煮取三升,去滓,温服一升,取微似汗,汗出多者,温粉扑之。一服汗者,停后服。汗多亡阳,遂虚,恶风烦躁,不得眠也。

【原文】伤寒脉浮缓,身不疼但重,乍有轻时,无少阴证者,大青龙汤发之。(39)

【释义】38条:外感病,见到脉浮紧,发热怕冷,身体疼痛,无汗并且烦躁的,用大青龙汤治疗。如果病人脉微弱无力,汗出、怕风的,不能服用大青龙汤,服了就会出现四肢厥冷,筋肉跳动,这是错误的治疗。本条虽言"太阳中风",但据脉浮紧、发热恶寒、身疼痛、不汗出等脉证分析,显系伤寒表实证,病机为风寒外束,卫阳被遏,营阴郁滞。太阳寒闭表实,腠理闭塞特甚,阳气无从发越,郁而化热,内热扰心,而现心烦郁闷之症。治宜分清主次,重在散寒解表,佐以清透内热,方选大青龙汤。

39条：外感病，见到脉是浮缓的，身体不疼只是重，时轻时重，无少阴阳虚的表现的，用大青龙汤发汗。本条以"伤寒"发端，继以"大青龙汤发之"为结语，说明发热恶寒，不汗出而烦躁，仍为本条主要临床表现，其病机与前相同，即风寒外束，卫闭营郁而化热。

前条言"太阳中风脉浮紧"，此条谓"伤寒脉浮缓"，均主之以大青龙汤。如此语意交互，立论错综，示人以辨证论治的原则性与灵活性之对立统一。伤寒、中风，当从汗之有无处辨，不可拘于脉象之紧缓。今身不痛但重，脉不紧而缓，且无少阴畏寒肢厥、下利清谷、脉微而细等阳虚见证，说明本证并非少阴阳虚证，而是太阳伤寒感邪较轻，正邪相争较缓，阳气有暂通之时。仍宜大青龙汤发汗解表，清热除烦。

【临床应用】

1.《金匮要略》治疗溢饮："病溢饮者，大青龙汤主之，小青龙汤亦主之。"

2.《济阴纲目》：大青龙汤加黄芩，治寒疫头痛身热，无汗恶风，烦躁者，此方主之。

3.《类聚方广义》：治麻疹脉浮紧，寒热、头眩，身体疼痛，咳喘，咽痛，不汗出而烦躁者。

4.《类聚方广义》：治眼目疼痛，流泪不止，赤脉怒胀，云翳四围，或眉棱骨疼痛，或头疼耳痛，又治烂睑风，涕泪稠黏，痒痛甚者，俱加苓苡。

5.大青龙汤加味治疗急性肾炎。颜面水肿甚者加紫苏叶、生姜皮；下肢肿甚者加猪苓、茯苓、泽泻、大腹皮；

血尿甚者加茜草、仙鹤草、蒲黄；咽喉痛甚者加金银花、连翘、牛蒡子；蛋白尿甚者加黄芪、白术、玉米须；皮肤化脓性感染者加赤小豆、土茯苓、蒲公英；纳差者加焦三仙、鸡内金，水肿消退后逐渐减少麻黄、桂枝、石膏用量，并合用玉屏风散，取得较好疗效。

6.大青龙汤加附子治疗流行性脑脊髓膜炎，症见突然发热、头痛项强，喷射性呕吐，周身紫色瘀斑，神志时清时昧者，效果佳。

7.用本方加紫草、石榴皮、乌梅、五味子治疗过敏性鼻炎；加当归、丝瓜络、桃仁、紫石英、鸡血藤治疗因受外邪所致经血闭阻者；加桔梗、薏苡仁、败酱草、苍术治疗乏力身重、头痛、胸闷烦躁之失眠。

8.本方亦用于肠伤寒、痤疮、湿疹、环状红斑、严重便秘及胸闷说话费力者。

9.运用本方的辨证要点为口干、烦躁，又具有麻黄汤证者。临床若表寒不甚，可减麻黄；若里热重而身热甚，烦躁，口渴明显者，可增加石膏用量。

【案例】

1.李秉洁医案：赵某，男，50岁。1986年8月1日初诊。自述于1961年夏季大汗出时用冷水冲浴，此后再未出汗，在盛夏或剧烈运动后仍无汗出，伴心中烦躁，头昏身热，汗孔突起，西医诊为"汗腺闭塞症"，服中西药物未效。近日因天气炎热，诸症加重。诊见舌质红，苔薄黄，脉浮紧。处方：大青龙汤加减：麻黄、杏仁、桂枝、生姜各15g，生石膏30g（先煎30分钟），党参20g，甘草10g，大枣4枚。水煎20分钟后取汁分2次服。若一服汗出，不必尽剂，避风寒。服药1次，未汗，但感身热灼手，烦躁益甚。过了3小时又服余药，服后20分钟开始汗出，逐渐增多，全身皆汗，自觉异常舒适，惟乏力。改用桂枝汤加味2剂，汗出较多。停药观察，随访月余，汗出正常，病告痊愈。

按：本案是因汗出之际，突受寒凉，使腠理骤闭，热郁玄府，不得宣泄，以致外寒内热，烦躁不安，汗孔闭塞而无汗。大青龙汤能发汗解表，兼清里热，故25年的顽疾，能药到病除。摘自：李秉洁.一药而愈25年汗闭［J］.中医杂志，1988（5）：68.

2.刘浩江医案：石某某，男，36岁，河港大队第四小队社员。1965年11月3日初诊。病已三日，恶寒高热39.5℃，无汗烦躁，头痛身疼，脉浮数，舌薄白苔。处方：麻黄4.5g，竹茹4.5g，杏仁9g，生石膏30g，生甘草3g，桂枝4.5g，竹叶30片，鲜芦根2尺。水煎服。1剂后，寒热即退，但增咳嗽，原方去麻桂，加桔梗、桑叶各4.5g，又服1剂，病即痊愈。摘自：刘浩江.大青龙汤治外感高热的体会［J］.中医杂志，1966（3）：23.

3.潘芳医案：患者，女，34岁，2013年4月5日就诊。主诉头晕，患者近日因工作繁忙出现头晕，觉天旋地转，恶心欲吐，上肢麻木，又逢月经来潮，腹痛隐隐，经色偏暗，经量可，纳可，睡眠差，大便溏。颈椎病十年余。查其舌暗红苔薄白，脉弦细。考虑其颈项不利，乃太阳经气不利，恶心、欲吐、腹痛、大便溏，乃阳明脾胃受损，故处以葛根加半夏汤加减：葛根15g，麻黄10g，桂枝10g，生姜10g，白芍10g，大枣4枚，炙甘草6g，半夏12g，羌活10g，元胡10g，当归10g，香附6g，以求营卫和调、气血顺畅、太阳阳明表里双解之功。服7剂后症状明显缓解。摘自：潘芳.浅谈葛根加半夏汤方证与临床应用［C］.北京中医药学会2013年学术年会论文汇编.北京：北京中医药学会，2013：185.

小青龙汤证

【原文】伤寒，表不解，心下有水气，干呕、发热而咳，或渴，或利，或噎，或小便不利、少腹满，或喘者，小青龙汤主之。（40）

麻黄（去节）、芍药、细辛、干姜、甘草（炙）、桂枝（去皮）各三两，五味子半升，半夏半升（洗），上八味，以水一斗，先煮麻黄减二升，去上沫，内诸药。煮取三升，去滓，温服一升。若渴，去半夏，加栝楼根三两；若微利，去麻黄，加荛花，如一鸡子，熬令赤色；若噎者，去麻黄，加附子一枚，炮；若小便不利、少腹满者，去麻黄，加茯苓四两；若喘，去麻黄，加杏仁半升，去皮尖。

【原文】伤寒，心下有水气，咳有微喘、发热不渴。服汤已，渴者，此寒去欲解也，小青龙汤主之。（41）

【释义】40条：外感病表证未解除，在里胃脘部有水饮之邪，病人见干呕、发热、咳嗽，或者伴随口渴、下利、咽喉部气逆阻塞感、小便不畅、少腹部胀满不适、喘，用小青龙汤治疗。本条首揭病机，曰"伤寒表不解，心下有水气"，明确指出其病位与病性，示人当从全局认识本证之病理变化，有提纲挈领之妙。本条自或渴以下皆或有之症，不必悉具。盖饮邪内停，变动不居，则其脉证表现较为复杂，难以全面认识。饮邪为患，复杂多变，视其所犯之处，而有相应之表现。然舌白苔滑，必可得见。故而临证之际，关键在于察舌切脉问症，综合分析，辨明其机理即可，而不必强求诸症悉具。

41条：外感病患者，在胃脘部有水饮，见咳嗽，微喘，发热，口不渴，用小青龙汤治疗。服药后见口渴的，是饮邪去，病要好的征兆。寒饮为患，因水饮浸渍，故一般不渴。若服小青龙汤后渴者，是病情向愈之佳兆。以发热之后，温解之余，饮邪渐化，津液一时敷布不周，故生渴象。此渴必饮水不多，非邪从热化，大渴引饮可比。待病愈之后，气机通畅，水津四布，则口渴必能自除。

【临床应用】

1.《金匮要略·痰饮咳嗽篇》：病溢饮者，大青龙汤主之；小青龙汤亦主之。咳逆倚息不得卧，小青龙汤主之。

2.《金匮要略·妇人杂病篇》：妇人吐涎沫，医反下之，心下即痞，当先治其吐涎沫，小青龙汤主之；涎沫止，乃治痞，泻心汤主之。

3.《金匮要略·肺痈肺痿咳嗽上气篇》：肺胀，咳而上气，烦躁而渴，脉浮者，心下有水，小青龙加石膏汤主之。

4.《千金方》：小青龙汤治妇人霍乱呕吐。

5.《医学之要》：治脚气上气喘息，初起有表邪者，本方加槟榔。

6.《伤寒来苏集·伤寒论附翼》：此方主水寒在胃，久咳肺虚。

7.《经方实验录》：身热重，头痛恶寒甚，当重用麻桂；身微热，微恶寒者，当减轻麻桂，甚可以豆豉代麻黄、苏叶代桂枝；其痰饮水气甚者，当重用姜、辛、半、味。

8.《伤寒论临床实验录》：如遇挟热而烦躁者，宜酌加生石膏，方能免去烦躁和热的反应。对虚性哮喘用小青龙汤加蛤蚧一对，服后常喘息顿减。

9.以本方加百部治疗百日咳，加五苓散、附子治肺源性心脏病。另外，还可用于悬饮病。

10.本方加重芍药、五味子用量治疗迎风流泪；亦有用本方加减治疗鼻后滴漏综合征。病情迁延，体倦乏力，加党参、山药；涕多稠黄加芦根、地龙等。

11.本方加桔梗、木蝴蝶治疗外感所致老年失音；去桂枝加浮小麦治疗饮邪阻肺、开阖失司之老年自汗；加苍术、茯苓、蝉蜕治疗风寒郁滞兼有水液凝涩之风隐疹；去五味子加片姜黄、淫羊藿、络石藤治疗风寒凝滞，太阳经输不利之肩凝；加党参、益智仁治疗见水欲尿证；加炙紫菀治疗便秘；加附子、肉桂治疗腹泻型肠易激综合征；倍麻黄，加石膏、杏仁、葛根治疗颈椎综合征；加暖肝散寒之药治疗证属痰饮内伏、风寒外束、寒凝肝脉之腹股沟斜疝；加泽兰、五加皮、葶苈子、茯苓治疗心力衰竭；加茯苓、橘红治疗梅尼埃病；加砂仁、陈皮、枳壳、厚朴治疗消化性溃疡并幽门不全梗阻；联合丙戊酸钠治疗儿童原发性癫痫等。尚有用原方治疗老年遗尿的报道。

12.刘渡舟经验："本方麻桂并用，又配以细辛，虽有芍药、甘草、五味子相佐，毕竟还是辛散峻烈之剂。因此，在服法上要求水煎分三次服，使药力不致太猛。尽管如此，在临证时对于年高体弱、婴幼儿童，特别是心肾功能虚衰的患者，仍然要慎用，恐有拔肾气，动冲气，耗阴动阳之弊。对于一般的病人，使用本方也只是在喘咳急性发作时的救急之法，不可久服多用。一旦疾病缓解，就应当改用苓桂剂（如苓桂术甘汤、苓桂杏甘汤、苓桂味甘汤、苓桂薏甘汤、苓桂枣甘汤等）温化寒饮，以善其后。"

13.聂惠民经验："若治新喘，宜注意温散，干姜必重用；若治久喘，宜注意收敛肺气，五味子须重用。慢性咳喘病，久咳不愈者，重用五味子，并加党参；痰盛者，加白芥子、苏子；兼热象者，见口干渴、心烦苔黄，加石膏、桑皮；见胸满、心烦，加炒山栀、豆豉；喘甚者去麻黄，加杏仁、款冬花。"

14.运用本方的辨证要点为恶寒，无汗，咳喘，痰稀色白，舌苔白滑，脉弦紧。临床上肺心病或伴有心衰患者表现为不能平卧、双下肢浮肿、痰量多而稀白等症状，可加益气利尿药进行治疗。现代运用本方可治疗呼吸道系统疾病，如急慢性支气管炎、喘息型支气管炎、支气管哮喘、百日咳、大叶性肺炎、肺气肿、肺心病、胸膜炎等属外寒内饮者。

【案例】

1.聂惠民医案：陈某，男，50岁，工人。1985年11月初诊。患慢性气管炎十几年，每入冬反复发作。今冬以来，咳嗽、气喘，夜卧尤甚，难于平卧，痰多且稀，色白易咳出，胸部满闷，口渴能饮，尤觉口干，经服用消咳喘及抗生素等药未效。诊见面部虚浮，下睑浮肿如卧蚕状，舌淡红，苔薄白而水滑，脉沉弦，心律齐、率不快，两肺可闻干湿啰音。西医诊断：慢性气管炎、阻塞性肺气肿。中医辨证：水饮内停，寒饮射肺致喘，宜小青龙汤化饮平喘。但唯见口渴，似有热象，然细审之，虽口渴但并无热象。故疏小青龙汤3剂，水煎温服，以观后效。药后咳喘及口渴皆减，再进3剂，渴已喘平，后改用苓桂术甘汤加杏仁、薏苡仁等调之而愈。摘自：《三订聂氏伤寒学》

2.刘渡舟医案：张某，男，40岁。患咳喘病多年，每当发作之时，自服"百喘朋"能缓解症状。此次犯病，发作严重，又来求取"百喘朋"。当问及为何不愿服用汤药时，才知道原先曾服中药无数，但未见效果。经过反复劝说后，同意服汤药一试。喘咳痰多，脉弦，舌苔水滑。观其面色黧黑，辨为寒饮内伏，上射于肺的小青龙汤证。麻黄9g，桂枝9g，干姜9g，细辛6g，五味子9g，半夏9g，白芍9g，炙甘草9g，2剂。服药后喘咳明显好转，转用茯苓桂枝杏仁甘草汤加干姜、五味子，又服3剂，喘咳得以基本控制。摘自：《经方临证指南》

五苓散证

【原文】太阳病，发汗后，大汗出、胃中干、烦躁不得眠，欲得饮水者，少少与饮之，令胃气和则愈；若脉浮、小便不利、微热、消渴者，五苓散主之。（71）

猪苓十八铢（去皮），泽泻一两六铢，白术十八铢，茯苓十八铢，桂枝半两（去皮），上五味，捣为散，以白饮和服方寸匕，日三服。多饮暖水，汗出愈，如法将息。

【原文】发汗已，脉浮数，烦渴者，五苓散主之。（72）

【原文】中风，发热六七日不解而烦，有表里证，渴欲饮水，水入则吐者，名曰水逆，五苓散主之。（74）

【释义】71条：外感病经过发汗后，大汗出，胃中津液不足，烦躁睡不着觉，想喝水的，慢慢喝水让胃气和就好了。如果脉浮，小便不畅，微微发热并且口渴饮水不解的，要用五苓散治疗。本条提示太阳病汗不得法，可出现两种不同情况。一是汗出损伤津液，导致胃中津液不足证；二是外邪循经入腑，影响膀胱气化功能，形成太阳蓄水证。太阳病当发汗但不宜过汗，若过汗则必然伤津，使胃中津液亏乏。胃不和则卧不安，胃干气燥，故致病人烦躁不得眠；并求助于外，故有口渴欲饮的表现。但此时不能让其大量饮水，否则会有水停胃中之弊。须让病人少少地饮水，使胃得滋润，津液慢慢恢复，待胃气调和，则不药而愈。若津伤较重者，可根据情况配合其他方药。太阳病过汗后，表邪内陷，但仍有部分表邪羁留于表，故仍可见到微热、脉浮等症状。内陷之表邪随经入腑，邪与水结，导致膀胱气化不利，气化能水行，气不化则水不出，因而小便不利；水蓄于内，阳气不能化气升津，故可见口渴喜饮。本证外有太阳表邪未尽，内有膀胱蓄水，故用五苓散外疏内利，表里双解。

72条：经过发汗之后，脉搏仍见浮数，并且烦渴的，用五苓散主治。脉浮数表明太阳病发汗后，表仍有邪，表证未能全解。但表邪已大部入里，膀胱气化失司，下焦蓄水，津液不能上承，故见口渴、心烦。与71条互参，当见小便不利之症。基于此，本条仍用五苓散主治，以解表利水。

74条：外感发热，六七天没有解除，病人烦躁，有表证也有里证，口渴想要喝水，喝进去又吐出来的叫水逆，用五苓散治疗。本条在第71、72条基础上，进一步论述蓄水证的病因病机，并且补充蓄水重证的临床表现。本条之证始为太阳中风，六七日表邪不解而随经入里，致表里同病，增加"烦"之症状，故曰"有表里证"。蓄水证因水液停蓄于膀胱，膀胱气化不利，津液不得上承，故口渴欲饮。但由于蓄水程度较重，不能趋之于下，而致水邪上逆，随入随吐，称之为"水逆"。"水逆"为本条的关键，点出了病机所在和证候性质，提示比第71、72条的证候要重，但病机是一致的。虽呕吐但水饮不能去，治病求本，故仍当用五苓散化气行水，通阳和表，使水饮得去，表解里和，则病可愈。

【临床应用】

1.《伤寒论》第386条以本方治霍乱（即上吐下泻之证候），头痛发热，身疼痛，热多欲饮水者。

2.《金匮要略》以本方治瘦人脐下有悸，吐涎沫而癫眩。本方加茵陈，名茵陈五苓散，治湿热发黄。

3.《奇效良方》：本方去桂枝，名四苓散，主治血淋。

4.《名医指掌》：本方治内伤饮食，有湿，小便赤少，大便溏泄。

5.《此事难知》：治酒毒，小便赤涩，宜五苓散。

6.《严氏济生方》：加味五苓汤，治伏暑热二气及暑湿泄泻注下，或烦或渴，或小便不利，即本方加车前子。

7.《寿世保元》：本方去桂名四苓散，加茵陈名茵陈五苓散，加辰砂名辰砂五苓散。一方加大黄，治初痢，亦治积聚食黄，并酒疸。

8.《证治要诀》：春泽汤治伤暑泻后仍渴，即本方加人参。

9.《伤寒绪论》：温病发热而渴，小便赤涩，大便自利，脉浮者，五苓散去桂加黄芩。

10.《朱氏集验方》：治偏坠吊疝方，即本方，煎萝卜子汤调下。

11.《观聚方要补》：五苓散用薏苡仁煎汤调下，治外肾肤囊，赤肿通明，及女儿阴户肿胀，乃心热所传。

12.运用本方的辨证要点为小便不利，小腹硬满或胀满，渴欲饮水但饮后不舒，或兼发热，苔白滑，脉浮或浮数。临床上加茵陈、秦艽可治疗湿热郁蒸而湿邪偏胜的黄疸；若见苔黄腻，可加清热药，如连翘、苡仁、茵陈、金银花等；若健脾助运可加黄芪、党参、淮山药、苡仁、麦芽、枳壳。现代运用本方可治疗急性肾炎、肾病综合征、功能性尿潴留、急性膀胱炎、早期肾功能不全、绝经期水肿、产后癃闭、羊水过多症、肠炎、小儿秋季腹泻、慢性充血性心衰、肝硬化腹水、关节腔积液、头痛、梅尼埃病、中耳炎、青光眼等属水湿内停、膀胱气化不利者。

【案例】

1.聂惠民医案：李某某，男，7岁，小学生。患尿频半年余，初始小便次数为多（比一般儿童），每次入厕，无尿痛不适，亦无其他异常。在外出之前或看电视之间，每次排尿，偶有夜尿增多。然均视为一般常事，未加注意。继之升入小学，尿频有增，除课间排尿外，每节课须申请去小便1～2次，伴有尿意急迫，稍迟则便于裤中，影响课堂纪律和个人卫生，故引起重视。前去医院经化验检查未发现阳性体征。病情不愈，求中医诊治。主症：小便频数，伴有尿急，大便如常，食纳亦可，脉略数，苔薄白。此证乃膀胱气化失职而致小便不利。宜化气行水，宗五苓散化裁。处方：猪苓、茯苓各8g，泽泻8g，桂枝4g，白术5g，党参6g，生龙骨12g，覆盆子3g。6剂水煎服。药后诸症皆减，调治月余而愈。追访3月未复发。摘自：《三订聂氏伤寒学》

2.刘渡舟医案：王某，男，18岁。患癫痫病，屡用苯妥英钠等抗癫痫药物不能控制其发作。自述每次发作前感觉有一股气从小腹往上冲逆，至胃则呕，至心胸则烦乱不堪，上至头则晕厥而不知人事。少顷，其气下移而苏醒。

素常小便短少,频数不利,大便正常。舌质淡嫩苔薄,脉沉滑。此水蓄膀胱,上逆而冒蔽清阳之证。《金匮要略·痰饮咳嗽病篇》说:"吐涎沫而癫眩者,此水也,五苓散主之。"泽泻18g,茯苓12g,猪苓10g,白术10g,桂枝10g,肉桂3g,3剂。服药后小便畅利,而后病发次数减少。方药与病证相符,而癫痫发作得以控制。摘自:《经方临证指南》

3.周晓虹医案:毕某,女,28岁。2006年9月25日初诊。3年前夏季,因产后贪凉,出现恶寒怕冷,天热而无汗出。2006年夏至前后,自觉恶寒肢冷逐渐加重,背恶寒甚,面色㿠白,四肢清冷而肿胀,大便稀软,小便量少,口淡,夜难安卧,偶有心悸,舌胖有齿痕,脉缓而弱。遂从水饮论治。予五苓散加味。药用:白术、茯苓、猪苓、泽泻、桂枝各10g,制附子30g(先煎30min),党参15g。每日1剂,水煎温服。服药后小便明显增多,当晚夜尿5次,冷随尿止,次日感全身暖和舒适。5剂后,怕冷背寒基本消失,四肢肿胀感减轻,面色较红润,大便成形。守方共服25剂,汗出身暖,精神倍增,临床痊愈,未见反复。该患者因产后贪凉而受寒,膀胱阳虚不能布津,故虽怕冷而无汗出。2006年为水运太过,寒水司天,湿土在泉。虚体之人易感受寒湿,尤以水湿为甚,故诸症加重。辨证当属内有阳虚水饮,外有水湿弥漫,当培固阳气,内化水饮,外祛水湿,治以五苓散合附子汤温化水饮,逐寒祛湿,故取效甚速。摘自:周晓虹.临证运用五苓散双向调治辨析[J].山西中医,2016,32(5):50-51.

桃核承气汤证

【原文】太阳病不解，热结膀胱，其人如狂，血自下，下者愈。其外不解者，尚未可攻，当先解其外；外解已，但少腹急结者，乃可攻之，宜桃核承气汤。（106）

桃仁五十个（去皮尖），大黄四两，桂枝二两（去皮），甘草二两（炙），芒硝二两，上五味，以水七升，煮取二升半，去滓，内芒硝，更上火微沸，下火。先食温服五合，日三服，当微利。

【释义】太阳病不愈，热入膀胱，病人见到像要发狂一样，若下血，则可能自愈。表证没有解除的时候，不能攻里，应当先解表，表证解除，只是少腹部拘急不适的，才可以攻里，适合用桃核承气汤。太阳病不解，表邪随经化热入里，与血结于下焦少腹部位，形成太阳蓄血证。热在血分，扰乱心神，神明不安，故躁动不安，如狂非狂。由于血热初结，血结不坚不深，病证尚浅，若正能胜邪，则瘀血可自下，邪热随瘀而去，病证有自愈的机转。太阳蓄血证由太阳表邪不解，内传入里与热相搏而成，多表现为表里同病。蓄血证的治疗当遵循先表后里的原则。如果表证未解，当先解表，待表证解后而蓄血证不除，再可治里，否则易致外邪进一步内陷使病情转重。表邪解后，有如狂、小腹部拘结不舒者，说明蓄血证已成，且病势尚轻浅，可用桃核承气汤活血化瘀，通下瘀热。

【临床应用】

1.《古今录验》：疗往来寒热，胸胁逆满，桃核承气汤。

2.《千金要方》：以本方去桂枝，加蒲黄、大枣，治跌打损伤，胸腹中有瘀血，呼吸困难者。

3.《伤寒总病论》：桃仁承气汤治产后恶露不下，喘胀欲死，服之十瘥十。

4.《儒门事亲》：妇人月事沉滞，数月不行，肌肉不减，……急宜服桃仁承气汤，加当归，大剂料服，不过三服，立愈；后用四物汤补之。

5.《仁斋直指方论》：桃仁承气汤治下焦蓄血，漱水迷忘，小腹急痛，内外有热，加生蒲黄。

6.《瘟疫论》：以本方去桂枝，加当归、芍药、丹皮，治疗瘟疫昼夜发热，日晡益甚，既投承气，昼日热减，至夜独热，由于瘀血未行者。

7.本方煎服法需注意：一是先煎桃仁、桂枝、大黄、炙甘草，去滓取汁，后入芒硝微煮。二是当空腹服药，因本证病位在下焦，先服药后进食，有利于药达病所。运用本方的辨证要点为少腹急结，小便自利，其人如狂，或发热，以午间或夜间为甚，舌红苔黄或有瘀斑，脉沉涩。临床上具体运用可随症化裁，多酌加青皮、枳壳、木香、川芎等行气药；疼痛剧烈可加元胡、乳香、没药；热重者可加丹皮、栀子；瘀重者可加地龙、穿山甲等；气血亏虚者可加黄芪、党参、当归等；若加桂枝、茯苓可治疗前列腺增生。现代运用本方可治疗周期性精神病、精神分裂症、脑血管意外、脑外伤后遗症、慢性肾盂肾炎、肾功能不全、糖尿病、高脂血症、风湿性关节炎、慢性前列腺炎、盆腔瘀血症、各种乳腺疾病、卵巢囊肿、牙痛等属血热、瘀血者。

【案例】

1.彭笑春医案：1957年秋，有王姓患者，年36岁，农村妇女。病腰痛伛偻，步履困难，俯仰不得，已近半年。食欲精神正常，亦无寒热现象，唯腰间常感有一股冷气，下肢体温亦较常人为低，时发麻痹，遇阴雨天更甚，热按稍快。月经正常，生过2个孩子，现都健在。脉沉紧带涩，小便清白。阅其前服处方，有主气血两虚而用八珍汤者；有主肾虚而用肾气丸者；亦有主风湿而用独活寄生汤和苓姜术甘汤者，虽服后有时减轻，但总难解决问题。诊断之余，颇乏主张。窃思其脉沉紧，腰间冷感，可能寒邪深伏少阴，凝闭气血所致，遂用麻黄细辛附子汤加肉桂，以温散沉寒，嘱服二剂，竟如水沃石，辗转思索，不得其因。忽而忆及喻氏治腰痛伛偻，用桃核承气汤一案，乃恍然大悟。此证系瘀血凝滞，腰间冷感，下肢麻痹发冷者，乃瘀滞经络，阻其流通，妨碍新血敷布之故；且脉沉艰涩，更属瘀血之脉。其所以遇阴天更甚，得热则轻，盖以寒主凝敛，热主蒸发，血得热则散，遇冷更结耳。夫气借血养，血赖气行，瘀之甚者，其气未尝不滞，行血必兼壮气。因仿王氏补阳还五汤意，以桃核承气汤去硝黄，加归尾、赤芍、黄芪，把桂枝易肉桂，连进4剂，半年久病，竟得霍然告愈。摘自：彭笑春.桃核承气汤治愈瘀血腰痛［J］.福建中医药，1959（4）：17.

2.赵建东医案：王某，女，21岁，未婚，沛县城关公社人。患母介绍：女性沉默，不好言语，其嫂强悍，素不与女睦，女如稍忤嫂意，辄即疾言语詈，女每吞声饮泣，不与计较，同居约将半载，女胸感不舒，每于无人处呻吟，逾至1963年6月，精神渐渐失常，有时泣，有时歌，有时痴坐，有时狂走，颠三倒四，语言无伦，初至某医院诊断为癫狂病，即按痰浊迷窍，肝火躁动治疗，施以镇肝宁神涤痰之药罔效。延至7月上旬，病势严重，饥不知餐，渴不知饮，踰垣跃屋，裂衣，骂人，裸体，不避亲疏，又坠井一次，跳河二次，家人怕再发生事故，锁门不让出户。7月10日，其兄绳缚小板车上，载来我院就诊。按其脉洪数有力，面泛潮红，双眸炯炯，口燥唇干，眼珠丝红，又结合其母所介情况，诊断为癫狂症，由于情志不畅，郁火内发，血并于阳，肝胃热盛所致。因以桃核承气汤，先泻其邪热，使肝火自息。服后得大便，势略平。7月11日复诊，续服原方1剂。明日患者未来，其兄来说：神志基本清楚，已知索饮，并道疲困，浑身痛，胸中塞闷，头重脚轻，此为热退未净，痰气闭滞之象，仍用原方减半，加入礞石9g，沉香3g，配药2剂。于8月初9日，患母来告：自连服2剂之后，病即痊愈，因而未再服药。但恐旧病复发，特请先生再开一方。嘱将原方再进2剂，10月12日出诊，遇女在田头劳动，同伴四五人，问其病情，女说自服2剂方后，病即痊愈，至今身体健壮，询同伴之人，亦如所告，现已2年余，精神全部正常，从未复发。摘自：赵建东.桃核承气汤治愈"癫狂"一例体会［J］.江苏中医，1965（7）：37.

3.翁工清医案：宾某，女，29岁，农民。第一胎足月滞产，于1979年3月19日行胎头吸引术分娩，胎儿因窒息死亡，患者产程中和产后流血不多，小便不通，少腹胀满、压痛，面色苍白，神疲乏力。舌质淡苔白腻，脉缓滑。从20日起，前医先投五苓散加味以通阳化气行水，少腹胀满如故。舌淡苔薄白，脉缓弱，更予补中益气汤加桔梗补气提壶揭盖，癃闭如故。脉细涩，舌淡苔白腻，又改用滋肾通关丸亦无效。至24日后，发热恶寒，头痛，口渴喜热饮，少腹胀满疼痛，舌红苔黄腻，脉疾，又辨为湿热壅滞下焦，处方八正散加味以清热利湿通淋，仍无好转。西医用青霉素、链霉素、四环素控制感染，新斯的明、抗麻痹针、维生素B_1加普鲁卡因封闭长强穴对症处理，也无变化，因而邀我会诊。此时已产后第十天，少腹胀满，疼痛拒按，小便不通，六脉沉涩。显系产后瘀血闭阻膀胱，阻碍气化，发为癃闭。治当活血化瘀，通脬利尿，予桃核承气汤加味：桃仁、红花各6g，三七、当归、桂枝、党参、桔梗各9g，生大黄12g（后下），朴硝6g（冲服），甘草3g，1剂，水煎，2次分服。第二天，拔出导尿管，解尿十数滴，少腹仍胀满，舌质淡，脉转沉细，药既对证，仍予上方去朴硝加升麻、黄芪，竟而痊愈。摘自：翁工清.桃核承气汤治疗癃闭[J].上海中医药杂志，1984（4）：28.

抵当汤证

【原文】太阳病六七日,表证仍在,脉微而沉,反不结胸;其人发狂者,以热在下焦,少腹当硬满,小便自利者,下血乃愈。所以然者,以太阳随经,瘀热在里故也。抵当汤主之。(124)

水蛭(熬)、虻虫(去翅足,熬)各三十个,桃仁二十个(去皮尖),大黄三两(酒洗),上四味,以水五升,煮取三升,去滓,温服一升,不下更服。

【原文】阳明证,其人喜忘者,必有蓄血。所以然者,本有久瘀血,故令喜忘。屎虽硬,大便反易,其色必黑者,宜抵当汤下之。(237)

【释义】124条:太阳病,过了六七天,表证还在,脉象变沉,反而未形成结胸。病人发狂的,是因热在下焦血分,少腹部可见硬满不适,小便通畅,用下瘀血的方法治疗可以痊愈,用抵挡汤治疗。太阳病六七日,为表邪入里之期,病情处在或愈或变之时。条文中说明了表证仍在,但脉象却见"微而沉",此为外邪已开始内陷入里。表邪内陷,有偏于上与偏于下之不同。若偏于上结于胸膈,可以形成结胸证;本条则是邪气内陷偏于下,外邪深入下焦血分,血热互结而形成太阳蓄血证。"小便自利",提示病在下焦血分,膀胱气化功能未受影响。

237条:阳明蓄血证,是阳明邪热与胃肠宿有的瘀血相结而成，血不妄行，而成蓄积。心主血，主神明，阳明邪热与宿瘀相合，血蓄于下，下实上虚，心神失养，心气失常而见喜忘。邪热灼伤津液，大便必硬；瘀血离经，其性濡润，与硬便相合，则化坚为润，大便排出反易；大便潜血，其色黑亮如漆。如果是阳明里热证的大便硬，则是病在气分，胃肠燥结，则大便秘结而难下。

【临床应用】

1.《金匮要略》：用治妇人血瘀经闭者，亦治男子膀胱满急，而有瘀血者。

2.《眼科锦囊》：抵当汤治腹中有块，或妇人眼疾因血行不利者，及打扑损伤眼。

3.《血证论》：治实热经闭，小腹结痛，大便黑色，亦治癥瘕、跌打折伤。

4.运用本方的辨证要点为少腹硬满，其人如狂，小便自利，脉沉涩或沉结，舌质紫或有瘀斑。临床上可随症化裁，一般多酌加青皮、枳实、川楝子、木香、川芎等行气药，如大便干硬不下，可加芒硝；疼痛剧烈可加元胡、白芍；热重者可加丹皮、栀子；湿热者可加黄柏、车前子、泽泻；气血亏虚者酌加黄芪、党参、白术、当归、地黄等。现代运用本方可治疗缺血性中风、脑梗死、脑出血、精神分裂症、栓塞性静脉炎、妇科闭经、周期性精神紊乱、盆腔炎、子宫内膜异位症、子宫肌瘤、卵巢囊肿以及前列腺增生、急性尿潴留、增生性骨结核、肠息肉等属瘀热结聚重证者，无论病位在上在下，皆可用之。

【案例】

1.刘渡舟医案：刘某，女，31岁。产后受风引起目疼，以致视力逐渐下降已2年余。病变先从右眼开始，视力从1.2降至0.1。经眼底检查，发现眼底水肿，黄斑区呈棕黑色变化，被诊断为"中心性视网膜炎"，经过治疗，右眼视力恢复到1.0，但左眼视力又从1.5下降到0.1。服用中成药石斛夜光丸后，视力有所上升，左眼达0.8，右眼至1.2。但患者常觉后背疼痛，右侧少腹亦疼，每次遇到月经期则两腿发胀，腰腹俱痛，而且精神紧张，惊怖不安，少寐善忘。舌质黯绛，舌边有瘀斑，脉弦滑。根据上述脉证，辨为下焦蓄血，气滞血瘀，瘀浊上扰，乃用逐瘀活血之法治疗。大黄9g，桃仁15g，虻虫6g，水蛭6g，丹皮9g，白芍9g，服药后约六七小时，出现后脑部跳动性疼痛，同时小腹疼痛难忍，随即大便泻下颇多，小便赤如血汁，而后诸痛迅速减轻，顿觉周身轻松，头目清晰。此后转用血府逐瘀汤加决明子、茺蔚子，又服6剂后，视力恢复如常人。经眼科检查，黄斑区棕黑色病变已基本消失。摘自：《经方临证指南》

2. 裴永清医案：陈某某，男，38岁，黑龙江林甸县人。1987年9月14日因患右肺鳞状上皮癌（7厘米×7厘米）并发骨转移，致使左臂肱骨癌，肾转移，住"中日友好医院"接受化疗和放疗。治疗期间出现高热不退，体温波动在39～40℃之间，经用一般退热药治疗不效，采用激素静脉点滴，控制体温。但激素一停则体温复升，激素用量有渐增之势。病势日危一日，家属欲将病人送回故乡，苦于体温不下，不能出院成行。其弟为我院硕士研究生，欲求中药退其热。查病人头发全秃（放疗、化疗有关），面色苍白无华，语言轻微，续断无力，小便黄，大便干，头不疼，无鼻塞流涕等感冒征兆，脉沉弦，舌苔黄，舌质暗，舌底有明显瘀络瘀斑，唇色暗紫，手足指趾甲均呈蓝紫色。诊为"瘀血发热"，书抵当汤加减，因病久体虚加太子参治之：生水蛭12g，川军2g，桃仁12g，䗪虫12g，太子参30g。服上药一剂后，翌晨病人小便尿血（肉眼血尿），但无尿频、尿痛、尿急等不适，反觉尿后轻松为感。此正瘀热在里，下血乃愈，继投原方一剂，血尿已无，体温降至36.3℃，热退。按：瘀血导致发热，用抵当汤治其瘀血发热，乃仲景之训。论中第126条云："伤寒有热，少腹满，应小便不利，今反利者，为有血也，当下之，不可余药，宜抵当丸。"笔者承其训，以抵当汤治之，果真下血乃愈，是瘀血可致发热之明证。摘自：《伤寒论临床应用五十论》

3.唐祖宣医案：郭某，女，37岁。1963年8月14日诊治。患者有痛经病10余年。经前腹痛，连及腰背，经色紫暗，夹有瘀块，淋漓不畅，少腹硬满，脉象弦数，诊为气血瘀滞。治以调气活血、行瘀止痛，投血府逐瘀汤，但未能见效。处方已经变化，病情仍无转机，请周连三老师指教。周老师辨其面垢唇黑，苔黄少津，质有瘀斑，少腹部硬满拒按，认为此瘀血重证，草木之属难以胜任。仲景谓"妇人经水不利下，抵当汤主之"，嘱处：水蛭、大黄、桃仁各15g，虻虫4.5g。上方服后，下瘀紫之血，少腹硬满疼痛减轻。续服4剂，诸症好转，此后行经疼痛治愈。摘自：唐祖宣.抵当汤的临床辨证新用［J］.上海中医药杂志，1981（5）：26–28.

栀子豉汤证

　　【原文】发汗后，水药不得入口为逆。若更发汗，必吐下不止。发汗、吐下后，虚烦不得眠；若剧者，必反复颠倒，心中懊憹，栀子豉汤主之；若少气者，栀子甘草豉汤主之；若呕者，栀子生姜豉汤主之。（76）

　　栀子豉汤方：栀子十四个（擘），香豉（绵裹，四合），上二味，以水四升，先煮栀子，得二升半，内豉，煮取一升半，去滓，分为二服，温进一服，得吐者，止后服。

　　【原文】发汗，若下之，而烦热，胸中窒者，栀子豉汤主之。（77）

　　【原文】伤寒五六日，大下之后，身热不去，心中结痛者，未欲解也，栀子豉汤主之。（78）

　　【原文】阳明病，下之，其外有热，手足温，不结胸，心中懊憹，饥不能食，但头汗出者，栀子豉汤主之。（228）

　　【释义】76条：发汗以后，水和药都不能入口，这是误治引起的逆证，是因于胃阳素虚，或兼有宿饮，发汗则阳气外越，里阳更虚，引动宿饮阻逆于上，故水药不得入口。此时即使表证未解，也不可再用汗法。如果再次发汗，必将引起呕吐和下里不止。用发汗涌吐攻下以后，病人虚烦而不能安眠，严重的甚至在床上反复转侧不能安卧，心中烦乱极甚而难以忍受，这组变证以心烦为主，但不同于胃津不足证，也不同于蓄水证，而是无形之热郁于胸膈证。虚烦乃因为无形之热郁于胸膈，以致烦扰不宁，甚则心中懊憹，反复颠倒。这种心烦不得眠，既非饮水可解，亦非利水能治，只有轻苦微辛的栀子豉汤可清宣其胸膈郁热。如果患者兼气息不足，故加甘草益中气，用栀子甘草豉汤治疗；如果出现呕吐，是水湿内停，胃气上逆所致，多伴有脉沉弦或沉滑，苔黄腻，用栀子生姜豉汤治疗。

本条"虚烦"之"虚"，不能理解为正气虚弱之虚，而是无形邪热留扰胸膈而烦，必心下柔软。这与有形的实邪（如痰湿、水饮等）所致之烦，有本质区别。本条虚烦，系热邪内郁所致，辨证当属实证，故用栀子豉汤清宣郁热以除烦。

77条：发汗或者攻下，出现心中烦热和胸膈堵塞不舒的，应当用栀子豉汤治疗。

78条：伤寒五六日，用峻下药攻下以后，身体发热仍不退，胸中感到堵塞而疼痛的，是病未愈，应当用栀子豉汤治疗。

228条：阳明病，攻下后，外表有热，手足温暖，没有结胸证，心胸中却懊憹闷乱，饥饿而又不能进食，仅头部出汗的，应当用栀子豉汤治疗。

【临床应用】

1.《伤寒论》第76条："若少气者，栀子甘草豉汤主之；若呕者，栀子生姜豉汤主之。"第79条："伤寒下后，心烦、腹满、卧起不安者，栀子厚朴汤主之。"第80条："伤寒，医以丸药大下之，身热不去，微烦者，栀子干姜汤主之。"第393条："大病差后，劳复者，枳实栀子汤主之。"

2.《千金方》：栀子豉汤治少年房多气短。

3.《肘后方》：栀子豉汤治霍乱吐下后，心烦腹满。

4.《圣济总录》：栀子豉汤治虾蟆黄（黄疸之一种），舌上起青脉，昼夜不睡。

5.《小儿药证直诀》：栀子豉饮（即本方）治小儿蓄热在中，身热狂躁，昏迷不食。

6.《类证活人书》：栀子乌梅汤，即本方加黄芩、甘草、柴胡、乌梅、生姜、竹叶，治伤寒后虚烦不得眠，心中懊恼。

7.《资生篇》：栀子豆豉汤，交心肾，和脾胃，败毒清温，功难尽述，生栀仁、香豆豉各五钱；胃气虚加甘草；胃家实加枳实；胃寒加生姜；脾寒减豆豉，加干姜；脾热减豆豉，加黄柏、甘草。

8.《张氏医通》：栀子大黄汤，治酒疸，心中懊恼，或热痛，即本方加枳实、大黄。又曰：黄芩清肺饮，治渴而小便不利，即本方去豉，用炒黑山栀，加黄芩等分。

9.《临证指南医案》：用栀子豉汤者就达73案之多。凡属上、中、下三焦气分郁热，甚至郁热弥漫三焦之证，均可化裁用之。如风温犯肺，用本方加桔梗、桑叶、杏仁、郁金、蒌皮等；秋燥咳嗽，用本方加桑叶、杏仁、沙参、贝母；胃火犯肺，用本方加生石膏、杏仁、蒌皮、郁金等；木火犯胃，用本方加黄连、郁金、生姜、半夏等；痰火眩晕，用本方加羚羊角、连翘、半夏等；温热发黄，用本方加连翘、赤小豆、通草、花粉；湿阻便秘，用本方加蒌皮、枳壳、杷叶、蔻仁等。

10.聂惠民经验："外感初起，用于辛凉解表，宜透外邪，可加柴胡、黄芩、芦根、茅根等解外清热之品。郁热胃痛，症见胃脘疼痛、口干便燥、舌红苔黄或急慢性胃炎、溃疡病可合用小陷胸汤。治虚烦（植物神经功能紊乱），症见胸中满闷、烦乱不宁、夜卧少寐、口燥咽干、脉细略数、舌红苔淡黄者，可加生地、百合、远志、麦冬。小儿肺胃蕴热，症见口疮舌红或牙龈肿痛、便燥舌红者，以本方合竹叶石膏汤。肺炎，症见身热、胸热烦扰，或肺炎后期，郁热不尽，微咳有痰者，本方加双花、川贝、桔梗等清热止咳化痰之品。热淋，下焦郁热，小便不畅，尿频、尿急，伴有尿痛、烦闷腹胀，脉弦数，舌红、苔淡黄，以栀子豉汤加生地、竹叶等。热利，下利不爽，便日数行，肛门灼热，小便黄赤，心烦胸闷，脉数，苔淡黄，以本方加葛根、黄连等清止利之品。"

【案例】

1.聂惠民医案：马某，女，6个月。1989年8月1日初诊。代述：患儿平素夜卧安静，近三四日夜啼，哭闹难止，不知何故？视其小儿发育正常，营养尚佳，进乳正常，二便通畅。舌尖红、苔淡黄，指纹略紫。证属心肺蕴热所致，拟清热养神之法。处方：生山栀6g，豆豉3g，甘草3g，炙鸡内金10g，3剂，水煎。每日1剂，分3次温服。药后夜卧安然无恙。摘自：《三订聂氏伤寒学》

2.魏蓬春医案：龙某某，男，11个月。1983年10月4日就诊。患儿入夜则躁动不安，啼哭1周余。他曾经医用导赤散等治疗无效，因而来诊。小儿除上述症状外，伴有纳减,大便正常,小便赤而异臊,舌质红、苔薄黄,指纹紫红。此属热扰胸膈证,治宜清热除烦。处方:山栀子4g,淡豆豉8枚。2剂,诸症消失。患者系婴儿,不会诉说,医者难知其患懊憹证,但联系到他医用导赤散无效,小便赤而异臊,舌红、苔薄黄等一派热象,且入夜则躁扰啼哭,应视之为热扰胸胸膈,虚烦懊憹证,故投本方获效。摘自:魏蓬春.栀子豉汤的临床运用[J].新中医,1985,(3):46.

3.魏蓬春医案:余某某,女,73岁,家庭妇女。1984年2月11日诊。近10天来,每天上午10~11时自觉心烦,胸中如有物塞,随后鼻出鲜血淋漓,约半小时许心烦退,胸闷减,则鼻血止。经治疗数天未效而来诊。症见:鼻衄,血色鲜红,饮食及二便正常,舌质红,苔薄黄,脉弦稍数,证属邪热内扰胸膈,伤及血络,迫血妄行。治宜清热除烦,凉血止血。处方:炒栀子、淡豆豉各15g,白茅根10g。服药2剂而血止。定时鼻衄较为少见。此例血出、血止与心烦、胸内如有物塞之感有关,提示鼻衄系邪热内扰胸膈,伤及血络,血被热迫所致。故投本方加白茅根而热除血止。摘自:魏蓬春.栀子豉汤的临床运用[J].新中医,1985(3):46.

麻杏甘石汤证

【原文】发汗后,不可更行桂枝汤。汗出而喘,无大热者,可与麻黄杏仁甘草石膏汤。(63)

麻黄四两(去节),杏仁五十个(去皮尖),甘草二两(炙),石膏半斤(碎,绵裹),上四味,以水七升,煮麻黄,减二升,去上沫,内诸药,煮取二升,去滓,温服一升。

【原文】下后,不可更行桂枝汤;若汗出而喘,无大热者,可与麻黄杏子甘草石膏汤。(162)

【释义】太阳病,汗下后,若表证未去,宜再用桂枝汤解表。然63、162条指出汗下后,不可再用桂枝汤,究其原因,则在于"汗出而喘,无大热者"。肺主气,司呼吸,邪热壅肺,宣降失司,故见喘逆;肺合皮毛,热壅于肺,热迫津泄,则有汗出。"无大热者"是表无大热,而里热壅盛,并非热势不甚。此证尚可伴有咳嗽、口渴、脉数等。麻黄汤证与本证皆有喘,麻黄汤证病之重点在表,因皮毛为肺之合,伤寒表实而致肺气上逆,故无汗而喘;本证重点在肺,肺热壅盛,则蒸迫津液而外泄,故汗出而喘。因本证病不在太阳之表,而是汗下后外邪入里化热,热壅于肺,故治当清宣肺热,用麻杏甘石汤。

【临床应用】

1.《千金要方》:四物甘草汤,即本方,治伤寒汗出而喘无大热；又治贼风所中，腹中挛急，本方去杏仁加鬼箭羽。

2.《三因极一病证方论》：惺惺散，治伤寒发热，头疼脑痛，于本方去杏仁，加茶葱煎服。

3.《寿世保元》：外邪在表，无汗而喘者，五虎汤，即本方加细茶；有痰加二陈汤。

4.《伤寒蕴要全书》：麻黄石膏汤，即本方，近世效方加细茶一撮，桑白皮一钱五分，名五虎汤，定痰喘其效如神矣，又名万应化痰汤，此乃劫剂也，凡虚人自汗、盗汗者，不宜用也。

5.刘渡舟经验："肺热重者，可加羚羊角粉；痰热壅盛，痰鸣气促者，可加黛蛤散或鲜枇杷叶；喘而大便不下者，可加瓜蒌皮、炙桑皮；大便燥结者，可加大黄，使下窍通则上窍利而喘自愈；肺气不利，憋气胸闷者，可加甜葶苈以泻痰热。如果麻疹不透，疹毒内陷，以致喘促不安、鼻翼煽动，唇甲紫绀，可用五虎汤，就是麻杏甘膏汤加上等好茶叶，同时用三棱针点刺耳背紫色络脉出血，往往都有效。"

6.聂惠民经验："急性气管炎症见咳嗽黄痰、苔淡黄、脉数者，本方加桑皮、贝母、桔梗、金银花等清热化痰止咳之品，若见身热者，再加桑叶、芦根、茅根以疏解外邪。小儿肺炎、支气管肺炎症见喘咳痰涎甚者，酌加金银花、葶苈子、桔梗、天竺黄、杏仁等清热解毒、化痰平喘之品；若身见高热者，加柴胡、黄芩、牛蒡子、金银花等清热疏解之品；若麻疹合并肺炎，疹毒内陷，肺炎炽盛者，加黄芩、前胡、蝉衣、紫草等清热透表之品。百日咳属风热袭肺,肺气不宣,痰涎壅盛者,酌加百部、葶苈子、大枣、前胡、贝母等清热化痰止咳。支气管哮喘、过敏性哮喘属热邪壅肺者,可酌加桑皮、芍药、蝉衣、葶苈子等品。咽炎、喉炎属热邪郁结者,酌加板蓝根、射干、牛蒡子、桔梗等。"

7.运用本方的辨证要点为汗出而喘,身热或高或低,尚有口渴、苔黄、脉数等。临床上若痰多喘息气急,可加葶苈子、枇杷叶以降气化痰;若痰黄黏稠且有胸闷的表现,加瓜蒌、桔梗以清热化痰,宽胸利气;方中常加焦三仙以健脾益胃,防止大剂量石膏损伤脾阳。现代运用本方可治疗风热型感冒、肺炎、急慢性支气管炎、支气管哮喘、麻疹、白喉、咽喉炎、结肠炎、痔疮、遗尿及风疹、荨麻疹等证属邪热壅肺者。应用此方时需注意麻黄与石膏的比例,原方为1:2,肺热重者,比例可加大到1:5乃至1:10。

【案例】

1.聂惠民医案:王某,男,19岁。1989年7月21日初诊。患哮喘10余年,每入夏则发哮喘,一般为8月中旬发作严重,哮喘、胸闷,甚则难于平卧,治疗后9月末渐缓解,诊断为过敏性哮喘。刻下:喘尚未作,咳嗽流涕,有痰色黄、舌质红、苔淡黄,脉沉弦略数。证属邪热郁肺。拟清热止咳平喘,宗麻黄杏仁甘草石膏汤加味,处方:炙麻黄3g,生石膏15g,杏仁10g,炙甘草6g,桑皮10g,前胡10g,桔梗10g,百部10g,6剂水煎,每剂分2次温服。药后咳减,唯存有鼻塞、鼻痒流涕等过敏现象,舌红,脉弦数,守方进退,理月余而愈,哮喘未发。摘自:《三订聂氏伤寒学》

2.程文囿医案:心成兄,幼时出麻,冒风隐伏,喘促烦躁，鼻煽目阖，肌肤枯涩，不啼不食。只服麻杏石甘汤一服，肤润，麻渐出，再服，周身麻出如痱，神爽躁安，目开喘定。摘自：《程杏轩医案》

3.刘渡舟医案：郑某之子。初春出麻疹，因感染风寒，疹出未透而骤回。症见：高热，体温39.8℃，气喘鼻煽，环口发绀，疹伏不出，若隐若现，脉数而滑，舌苔黄褐而干。此为疹毒内陷，火热犯肺，证情险恶，急当宣肺清热，透疹达邪。麻黄2.4g，杏仁9g，甘草1.5g，生石膏18g，羚羊角1.2g，瓜蒌仁6g，桑叶6g，浙贝6g。服药1剂后热退喘平，前胸后背透发疹点甚多，但仍咳嗽，转用桑菊饮加蝉衣、贝母、竹茹、玉竹等药调理而愈。摘自：《经方临证指南》

葛根芩连汤证

【原文】太阳病,桂枝证,医反下之,利遂不止,脉促者,表未解也;喘而汗出者,葛根黄芩黄连汤主之。(34)

葛根半斤,甘草二两(炙),黄芩三两,黄连三两,上四味,以水八升,先煮葛根,减二升,内诸药,煮取二升,去滓,分温再服。

【释义】太阳病桂枝汤证,本当解肌祛风,调和营卫,医生反而用攻下法,是为误治。误用下法,易损伤脾胃,且易诱邪深入。脉急促的,是下后胃肠虽伤,但正气仍能抗邪,外邪尚未全部入里,原有桂枝汤证仍在,故曰"表未解也"。表邪顺势由表入里化热内迫大肠则下利不止;肺与大肠相表里,经络相连,里热循经上攻于肺,肺失肃降,肺气上逆则喘;肺外合皮毛,邪热迫津外泄则汗出。此外还可见大便臭秽,肛门灼热,小便短赤等症。治用葛根黄芩黄连汤苦寒清热燥湿止利,兼以解表散邪。

【临床应用】

1.《金镜内台方义》载本方能治嗜酒之人热喘。

2.《类聚方广义》用本方治平日项背强急,心胸痞塞,神思抑郁不畅者,或加大贝。又云:项背强急,心下痞塞,胸中闷热,眼目牙龈肿痛腐烂者,加大黄则其效速。

3.《伤寒论研究》:用此方主治病甚多,治疗肠炎下利做首选方剂；加白头翁、秦皮治急性热利；加象贝、橘红、枇杷叶之类治急性肺炎，并广泛地用于治疗四时温病，效验极佳。

4.聂惠民经验："急性肠炎症见发热口渴、泻下臭秽、肛门灼热、尿短而赤、苔黄腻、脉滑数等，可酌加金银花、马齿苋、黄芩、芍药等清热利湿之品。菌痢下痢，便脓血，里急后重，身热腹痛，苔黄脉数，酌加白头翁、秦皮、黄柏、黄芩、芍药等清热解毒止利之品。小儿腹泻，便稀日行数次，口干苔黄，溲赤、指纹紫，可酌加茯苓、白术、薏苡仁等健脾利湿之品；若挟食积，酌加鸡内金、麦芽、山楂、神曲消食导滞之品。慢性结肠炎属于湿热下注者，可酌加金银花、茯苓、白芍、薏苡仁、秦皮、车前子等清热利湿之品。喘证，咳喘胸闷，伴有便稀泻下，大肠湿热者，宜本方加桑白皮、桔梗、贝母、茯苓等。本方是治身热下利之主方，虽为表里双解之剂，但以清里止利为主，故用于热痢、热性腹泻等，不论有无表证，皆可应用。若兼腹痛者，酌加芍、木香缓急止痛；若兼呕吐，可酌加半夏、陈皮、竹茹以降逆止呕；若热痢神昏者，可酌加安宫牛黄丸以清热解毒，芳香逐秽。"

5.运用本方的辨证要点为下利不止，利下臭恶稠黏，肛门灼热，小便黄赤，喘而汗出，或兼表证，舌红，苔黄，脉数。现代运用本方可治疗慢性非特异性溃疡性结肠炎、出血性肠炎、急慢性痢疾、急慢性胃炎、婴幼儿轮状病毒性肠炎、小儿中毒性肠炎、婴幼儿夏季腹泻、食物中毒、消化不良、伤寒及副伤寒及其他多种胃肠感染性疾病，证属热盛于里者。也可用于泄泻、痢疾等，证属表里同病而以热利或湿热泄痢为主者。

【案例】

1.曹颖甫医案：李孩。疹发未畅，下利而臭，日行二十余次，舌质绛，而苔白腐，唇干，目赤，脉数，寐不安。宜葛根芩连汤加味：粉葛根18g，细川连3g，淮山药15g，生甘草9g，淡黄芩6g，天花粉18g，升麻1.5g。服后其利渐稀，疹透有增无减，逐渐调理而安。摘自：《经方实验录》

2.裴永清医案：邓某某，女，7岁。患外感发热数日，发热不退，伴腹泻，大便3~5次/日，其母认为停食着凉，曾接受中西药治疗不效。查其舌红苔白，尿黄口渴，大便臭秽。诊为"协热利"，治以葛根芩连汤加味：葛根9g，黄芩9g，黄连9g，焦三仙9g，炙甘草3g。嘱其节饮食，服药一剂热退，二剂后腹泻止，三剂后病愈。按：葛根芩连汤原为治协热利而设。外感表热证兼肠热下利，非此方难除。余以此方治疗这类外感后出现表热证兼热性腹泻患儿甚多，皆应手而效，热退泻止，常叹仲景方之妙。摘自：《伤寒论临床应用五十论》

3.聂惠民医案：白某，男，60岁。1996年5月初诊。患咳喘病数年，诊为过敏性哮喘，每年夏初之季，咳嗽，喘息发作，咳嗽有痰，时伴黄痰，胸闷气短，甚则平卧诸症加重，服中西药治疗，但仍有复发。患者素体较弱，唯喜饮酒，大肠湿热，经常腹泻，日1~3行。近日喘咳复作，脉沉略滑数，苔淡黄。证属大肠湿热，熏蒸于肺而致喘，治以清热利湿，理肺平喘。宗葛根芩连汤加桑白皮、川贝、茯苓、炙百部。7剂，水煎服用，药后喘咳渐轻，守方调治2月，喘利皆平。次年未见复发。摘自：《三订聂氏伤寒学》

桂枝甘草汤证

【原文】发汗过多,其人叉手自冒心,心下悸,欲得按者,桂枝甘草汤主之。(64)

桂枝四两(去皮),甘草二两(炙),上二味,以水三升,煮取一升,去滓,顿服。

【释义】太阳表证当微汗而解。若发汗过多,则损阴伤阳。汗为心液,汗出过多,心阳随汗外泄,以致心阳损伤。心阳虚,心无所主,则悸动不安。心阳虚而欲得外护,故病人以手按其心胸部,以求稍安。本证临床除心悸喜按外,尚见胸闷、气短、神疲乏力等症。本证因过汗心阳损伤,法当温通心阳,方用桂枝甘草汤。

【临床应用】

1.《肘后备急方》:治寒疝来去,每发绞痛方,即本方加牡蛎。

2.《千金要方》:治口中臭方,桂心、甘草各等分。上二味末之,临卧以三指撮,酒服,二十日香。

3.《证治大还》:桂枝汤(即本方)治生产不快,或胎死腹中,桂枝一握,甘草三钱,水煎服。

4.聂惠民经验:"心悸属心阳虚者,以桂枝甘草汤为基础方,温通心阳,效果良好。多用于冠心病、风心病、肺心病。加减用法:兼水饮者,加茯苓、炒白术;兼血瘀者，加红花、茜草；兼气虚者，加党参、黄芪；兼心神不宁者，加生龙骨、生牡蛎；兼阴虚者，加太子参、麦冬、白芍；兼痰热者，加黄连、半夏、瓜蒌。本方适用于发汗过多，心阳受损，其心阳虚，而未至亡阳者，如已出现亡阳的情况，则须用附子；如汗不止，应加芍药以和阴气。本方侧重补益心阳，药味少而见效快。"

5.运用本方的辨证要点为心悸，欲得按。临床上若治低血压，可加肉桂，以开水冲泡频频代茶饮。现代运用本方可治疗心血管疾病，如冠心病、肺心病、房室传导阻滞、心源性哮喘、充血性心力衰竭等属心阳虚者。

【案例】

1.胡梦先医案：林某，男，39岁。1960年8月10日门诊。自述心悸而痛，喜按，多天来服许多止痛药均罔效，大小便正常，时有自汗出。诊其六脉微缓，苔白滑，断为虚痛。用桂枝甘草汤（桂枝18g，甘草9g）顿服，服后痛即消失。摘自：胡梦先.伤寒论方剂的疗效［J］.福建中医药，1964（5）：45.

2.马元仪医案：沈康生夫人，病经一月，两脉浮虚，自汗恶风，此卫虚而阳弱也。与黄芪建中汤，一剂汗遂止。夫人身之表，卫气主之，凡所以温分肉、实腠理、司开阖者，皆此卫气之用，故《内经》曰：阳者，卫外而为固也。今卫气一虚，则分肉不温，腠理不密，周身毛窍，有开无阖，由是风之外入，汗之内出，其孰从而拒之？故用黄芪建中汤，以建中气，而温卫实表也。越一日，病者叉手自冒心间，脉之虚濡特甚，此汗出过多，而心阳受伤也。仲景云：发汗过多，病患叉手自冒心，心下悸者，桂

枝甘草汤主之。与一剂良已。摘自:《续名医类案》

3.凌荣荣医案:石某,女,44岁。患青紫舌症20余年,更易数医,治疗罔效,经介绍于1994年10月25日来我处就诊。刻诊:患者全舌青紫,伴四肢欠温,平素畏寒,苔薄白,脉沉细。证属心阳不振,脉络瘀滞,治拟温补心阳,宗仲景桂枝甘草汤。药用:桂枝(去皮)36g,炙甘草18g。服10剂。复诊:患者服前药后病情明显好转,效不更方,原方再进20剂。月余后随访,患者舌体已与常人无异。摘自:凌荣荣.桂枝甘草汤治愈青紫舌案[J].陕西中医,1996,17(1):28.

桂甘龙牡汤证

【原文】火逆下之,因烧针烦躁者,桂枝甘草龙骨牡蛎汤主之。(118)

桂枝一两(去皮),甘草二两(炙),牡蛎二两(熬),龙骨二两,上四味,以水五升,煮取二升半,去滓,温服八合,日三服。

【释义】误用火法劫汗伤阳而产生变证,或用攻下之法,均属误治,重伤阳气,致心阳受损,神失所养而心神浮越于外,故患者症见烦躁不安,当用桂枝甘草龙骨牡蛎汤温补心阳,镇潜安神。

【临床应用】

1.韩玉秀经验:"用本方加味治疗老年中风73例,分为急性期与恢复期两个阶段。急性期中经络者,用本方加钩藤、天麻、地龙、半夏。中脏腑闭证,用本方加石菖蒲、郁金、钩藤、天麻、地龙、半夏;脱证,用本方加麦冬、红参、五味子。恢复期本方加当归、黄芪、地龙、全虫、牛膝、杜仲、枸杞。结果基本治愈15例,显效47例,无效7剂,死亡4例。"

2.聂惠民经验:"心悸、怔忡、易惊,胆怯多汗,属心阳虚者,多见于风心病、冠心病、肺心病,本方酌加党参(甚者用人参)、远志、茯苓、琥珀粉。心烦难眠,或睡中易醒，或多梦惊醒，心悸不安，属心阳虚者，加枣仁、人参、五味子、茯神；心阳虚而遗尿，尿频，心悸易惊，神疲乏力者，加桑螵蛸、益智仁、五味子、党参。"

3.运用本方的辨证要点为心悸，烦躁，舌淡，苔白。临床若肾气不足者，可再加补骨脂、龟板、覆盆子、五味子；肺脾气虚者，可再加白术、鸡内金、白豆蔻。现代运用本方可治疗心阳虚而致心悸，烦躁不宁，怵惕不寐，多汗，脉虚浮等症，如心律失常、精神分裂症、神经官能症、神经衰弱、癔病、眩晕、窦（室）性心动过速、变异性心绞痛、胃及十二指肠溃疡、支气管哮喘、胃肠痉挛、三叉神经痛、面肌抽搐、更年期综合征等属心阳虚、心神浮动者。

【案例】

1.刘渡舟医案：宋先生与余同住一院，时常交谈中医学术。一日，宋忽病心悸，悸甚而神不宁，坐立不安，乃邀余诊。其脉弦缓，按之无力。其舌淡而苔白。余曰：病因夜作耗神，心气虚而神不敛所致。乃书：桂枝9g、炙草9g、龙骨12g、牡蛎12g，凡3剂而病愈。摘自：《新编伤寒论类方》

2.邓启源医案：刘某某，男性，21岁，大学生，1979年5月18日初诊。1978年入大学后因功课紧张，致夜不能眠，继之终日若有所思，神疲痴呆，时有单独发笑、动作重复，怕见人，畏上街，好照镜子，幻听幻想，默默不语，已4周余，学院校医诊断为精神分裂症，经治罔效，动员休学治疗。目前纳少眠差，两便尚可。检查：神志痴呆，低头不语，舌正红、苔薄白，脉弦无力。拟诊为忧思太过，导致心气不足，心神浮越，故时有惊恐幻听幻想、神呆等现象。治当助心神，镇惊安神。药用：桂枝10g，甘草6g，龙骨40g，牡蛎40g，紫石英60g，生白芍10g。嘱进7剂。次诊：药进3剂，症状初感好转。7剂尽后，夜眠渐安，动作重复显少，幻听幻想亦减，纳食尚可，两便如平，神志较前明显好转，问诊可以对答，但不流利，舌正红、苔薄白，脉弦而无力。仍蹈前方，再进7剂。三诊：药后症状次第消失，眠食俱佳，基本如平人，遂嘱在家安心休养，继续治疗，守上方连进60余剂，症状未发。按：癫症病者，多为痰火，治当化痰泻火平肝为主，本例痴呆默默不语，舌正红、苔薄白，脉弦无力，无热证现象，故拟为心气不足，神不守舍，治当温心阳，益心气，取桂枝入心助阳，以正其主；甘草补养心气，龙骨、牡蛎安神镇惊。摘自：邓启源，邓裔超.桂枝甘草龙骨牡蛎汤新用［J］.江西中医药，1998，29（1）：35.

桂枝救逆汤证

【原文】伤寒脉浮，医以火迫劫之，亡阳必惊狂，卧起不安者，桂枝去芍药加蜀漆牡蛎龙骨救逆汤主之。（112）

桂枝三两（去皮），甘草二两（炙），生姜三两（切），大枣十二枚（擘），牡蛎五两（熬），蜀漆三两（洗去腥），龙骨四两，上七味，以水一斗二升，先煮蜀漆，减二升；内诸药，煮取三升，去滓，温服一升。

【释义】伤寒脉浮，病在太阳之表，以辛温解表之法则愈。若用温针、火熨等强行发汗，汗为心液，汗出则心阳随之外泄，心神浮动；汗出过多，心阳伤而不能温化水饮，致痰浊内生，上蒙心神，神明失守，故见惊狂、卧起不安等症。治当温通心阳，镇惊安神，祛痰化浊，用桂枝去芍药加蜀漆牡蛎龙骨救逆汤。

【临床应用】

1.阳痿早泄，症见阳痿不举或举而不坚，胆怯多疑，心悸易惊，面白少气，精神不振，寐不安宁，临事即泄，精气清冷，舌质淡青，苔薄白或腻，脉弦细。用本方加补肾之品如淫羊藿、菟丝子、蛇床子等效果甚佳。

2.临床据本方有补益心阳、祛痰、镇静安神等作用，用于治疗惊恐心悸、心脏神经官能症，斟加茯苓、法夏、陈皮、南星、枳实。

3.运用本方的辨证要点为惊狂,卧起不安,心悸。现代运用本方可治疗精神分裂症、神经衰弱、惊痫性歇斯底里、癔病、脑病、高血压、巴塞杜氏征、大动脉瘤、肾上腺中毒、中风、荨麻疹、气管炎等属心阳虚,心神不敛,复被痰扰者。

【案例】

1.万友生医案:梁某,男,36岁。病因大惊而起,日夜恐惧不安。晚上不敢独宿,即使有人陪伴,也难安寐而时自惊醒;白天不敢独行,即使有人陪伴,也触目多惊而畏缩不前。每逢可怕之事(即使并不足怕的事也常引以为怕),即自发呆而身寒肢厥拘急并引入阴筋,手足心出汗。发作过后,则矢气尿多。饮食减少,舌淡苔白,脉弦。初诊投以桂枝汤去芍药加龙骨牡蛎等(桂枝12g,炙甘草24g,生姜9g,大枣6枚,生龙骨50g,生牡蛎50g,远志9g,桂圆肉100g,小麦100g),连服3剂,夜寐渐安,恐惧感明显减退,发呆次数大减,可以独自出外行走,不再需人陪伴,但时当夏令,犹穿夹衣,自汗恶风,复诊守上方加生黄芪15g,白芍9g,再进数剂而病获痊愈。摘自:《伤寒知要》

2.刘渡舟医案:董某,男,28岁,包头人。因精神受刺激而成疾。自称睡眠不佳,心中烦躁,并有三幻(幻听、幻视、幻觉)症状,有时胆小害怕,有时悲泣欲哭,胸中烦闷,不能自已。切其脉弦滑,视其舌苔白腻而厚。辨为痰热内阻,上扰心宫,而肝气复抑所致。疏方:蜀漆6g,黄连9g,大黄9g,生姜9g,桂枝6g,龙骨12g,牡蛎12g,竹茹10g,胆星10g,菖蒲9g,郁金9g。服2剂而大便作泻,心胸为之舒畅。上方减去大黄，又服3剂，突然吐出痰涎盈碗，从此病情好转。后用涤痰汤与温胆汤交替服用而获愈。摘自：《新编伤寒论类方》

3.邢锡波病案：彭某，男，年58岁。患伤寒证11日，虽经发汗3次，而发热恶寒不解，身体困顿不支，食欲不思，夜不能寐，口燥舌干，脉象浮软。此系过汗损伤津液，而外不解，阳气已伤。此时应以扶阳育阴之法，辅以宣邪外达之剂，助正以祛邪。医者不知，认为阳虚而邪不透，与以辛温补阳散邪法治之，参附和荆防并用。服药后，心中烦躁，惊狂不安，辗转床头，起卧叫喊。余诊其脉，细数而浮，按之无力，舌质绛而少津，此乃平素阳气不足，病后因汗不如法，经过多次发汗，津液先伤，阳气耗损。当津气两败之际，病邪仍胶结不解，既不经误治，已感困顿不堪，而医者，复以温燥辛散之品，竭阴助热，不但外邪不解，而辛温燥热之药，又复内迫以助病势，故现惊狂不安之症状。若不速为挽救，则一阵大汗，将变为虚脱之证矣。遂与桂枝去芍药加蜀漆龙骨牡蛎救逆汤。因患者汗出不禁，防止大汗淋漓，造成虚脱，故处方时，未去芍药。处方：桂枝5g，生牡蛎15g，生龙骨15g，蜀漆6g，芍药12g，茯神15g，生姜3g，小枣15枚，甘草10g。嘱其连煎2剂，隔4小时服1次。服药后，精神逐渐安静，略能入睡，惊狂之象不再发作。然胃呆仍不能食，遂以此方加养胃育阴之品，连服4剂，症状好转，食欲渐展，连服20余剂，始恢复正常。摘自：《伤寒论临床实验录》

桂枝加桂汤证

【原文】烧针令其汗，针处被寒，核起而赤者，必发奔豚。气从少腹上冲心者，灸其核上各一壮，与桂枝加桂汤，更加桂二两也。（117）

桂枝五两（去皮），芍药三两，生姜三两（切），甘草二两（炙），大枣十二枚（擘），上五味，以水七升，煮取三升，去滓，温服一升。

【释义】病人本无汗，用烧针之法强迫发汗，属误治。由于外在寒邪不因烧针而除，复因汗出腠理疏松，寒邪闭郁肌腠，故针处局部红肿如核。烧针强发其汗后，汗出损伤心阳，不能温暖下焦，致下焦水寒之气上逆心胸，故发奔豚。治疗当先灸针刺部位之赤核各一壮，助阳气以散寒邪；再服用桂枝加桂汤，以平冲降逆，温通心阳。

【临床应用】运用本方的辨证要点为阵发性气从少腹上冲心胸伴心悸。现代临床应用本方治疗外感病、头痛、眩晕、胃炎、神经官能症、更年期综合征、慢性结肠炎等，具有心胸不适，有气上冲感者。心脏病，自觉气上冲胸，便发生早搏、心律不齐、心悸憋闷等，亦可用之。

【案例】

1.刘渡舟医案：崔某，女，50岁。其证颇奇，自觉有一股气流，先从两腿内侧开始，沿阴股往上滚动，至小腹则腹胀；至心胸则心悸不稳，头出冷汗，胸中憋气，精神极度紧张，有濒死恐怖感。稍呆一会儿，气往下行，症状随之减轻。每天发作三四次，兼见腰酸、白带。患者面色青黄不泽，舌胖质嫩，苔白而润，脉弦数而无力。辨证：此病为"奔豚气"。然从内踝上冲，而不从少腹上冲则为仅见之证。凡犯上之气，必因上虚所致，今心阳上虚而肾之阴气则得以上犯。夫阴来搏阳，虚阳被迫而与之争，故脉虽数而按则无力也，弦脉属阴，阴盛则脉弦。舌质胖嫩，亦非阳虚之象。今阴来搏阳，凡阴气所过之处，则发胀憋气，心悸不安，亦勿怪其然。治当助心阳伐阴降冲。方用：桂枝15g，白芍9g，生姜9g，炙甘草6g，大枣7枚，另服"黑锡丹"二钱。共服5剂，其病不发而愈。摘自：《新编伤寒论类方》

2.胡希恕医案：张某，女，59岁。因练气功不得法，出现气从脐下上冲至胸已半年多，伴见心慌、汗出、失眠、苔白润、脉缓。证属营卫不和，汗出上虚，因致气上冲逆，治用桂枝加桂汤：桂枝15g，白芍10g，生姜10g，大枣4枚，炙甘草6g。上药服3剂，气上冲已，但有时脐下跳动，上方加茯苓12g，服3剂，跳动已，睡眠仍差，继用酸枣仁汤加减善后。摘自：《经方传真》

3.聂惠民医案：某男，55岁。1979年10月初诊。身为农村干部，病起于工作紧张，复感外寒。从而自觉有一股气从少腹逆行，由左侧向上冲，渐渐行至心胸，而见胸闷、气短，而后自觉气从右侧胸前似水滴样向下滴流，滴滴有响，可闻水声，渐可缓解，而复如常，日发作一两次。如此发作患者痛苦紧张，汗出烦闷。素有腰痛，畏寒喜暖，脉沉弦，苔薄白。经各项检查未见异常，西医诊断：神经官能症。中医辨证：阳虚感寒，水寒挟肝气上冲而致奔豚证。宗桂枝加桂汤化裁治之（处方：桂枝、白芍、生姜、大枣、甘草、川芎、当归、茯苓、葛根、法夏）。药后病情减缓。摘自：《三订聂氏伤寒学》

苓桂甘枣汤证

【原文】 发汗后，其人脐下悸者，欲作奔豚，茯苓桂枝甘草大枣汤主之。（65）

茯苓半斤，桂枝四两（去皮），甘草二两（炙），大枣十五枚（擘），上四味，以甘澜水一斗，先煮茯苓，减二升，内诸药，煮取三升，去滓，温服一升，日三服。作甘澜水法：取水二斗，置大盆内，以杓扬之，水上有珠子五六千颗相逐，取用之。

【释义】 汗为心液，发汗不当，损伤心阳，则心火不能下达于肾，下焦水寒之气无以蒸化而停蓄，并欲乘心阳之虚而上逆。水气萌动，犹奔豚之状，故脐下筑筑然跳动不安。治以茯苓桂枝甘草大枣汤温通心阳，化气利水。本证与桂枝加桂汤证均属心阳虚奔豚证，但有已作与欲发之别。本证为心阳虚，下焦水气欲动，奔豚欲作而未作，以脐下悸为主症，治以温通心阳，化气利水；桂枝加桂汤证为心阳虚，下焦水寒之气上冲，奔豚已发，以气从少腹上冲心胸为主症，治当温通心阳，平冲降逆。

【临床应用】

1.神经症：证属水饮内停，偏于下焦。症见小腹部怕凉、胀满、大便稀溏，或腹部有压痛，同时伴有气从小腹或脐下上冲等症。

2.奔豚：症见脐下悸动，旋即逆气上冲，心慌不安，形寒肢冷，苔白腻，脉弦紧。

3.日本学者用此方治疗癫病后角弓反张发作、神经性心悸亢进症、胃痉挛等疾病，皆以脐下动悸为目标。

4.《伤寒论临床实验录》：茯苓桂枝甘草大枣汤，为预防奔豚之方，非治疗奔豚之剂。余常用此治心阳衰竭而诱发之水肿，颇著功效。然只限于初期的两脚水肿，髋部亦按之有指凹痕者。若肿势较甚，延及腹面，此方中必须加黄芪，效果方能理想。黄芪的用量，一般为24克到30克，甚至更多，这具体用量要根据脉象和病情而定。茯苓的用量，也须用到15克到30克。如量小，效果即不显著。余在很多的病倒中，除加黄芪之外，还辅以利水之品，如泽泻、车前子之类。临床体验此方治心阳不足而诱起轻度水肿或停水有效。

【案例】

1.聂惠民医案：胡某某，男，34岁，工人。1987年10月初诊。自觉脐下跳动，有上冲之势，脐上有水声，坐卧难安，伴胃脘不和，畏寒喜暖，以手按之较舒，口不渴，素体较瘦，脉沉弦略细，舌苔薄白润滑，曾服中西药物不愈，病已两月有余。中医辨证为心阳不足，水邪上凌而致。拟温通心阳，化气行水之法。处方：茯苓30g，桂枝12g，炙甘草6g，大枣10枚，生姜10g。水煎服。服药3剂，诸症锐减，继服6剂而愈。摘自：《三订聂氏伤寒学》

2.刘渡舟医案：张某，男，54岁。主诉：脐下跳动不安，小便为难，有气从小腹上冲，至胸则心慌气闷、呼吸不利而精神恐怖。每日发作四五次，上午轻而下午重。切其脉沉弦略滑，舌质淡，苔白而水滑。辨证：此证气从少腹上冲于胸，名曰"奔豚"。乃系心阳上虚，坐镇无权，而下焦水邪得以上犯。仲景治此证有二方，若气冲而小便利者，用桂枝加桂汤；气冲而小便不利者，则用茯苓桂枝甘草大枣汤。今脐下悸而又小便困难，乃水停下焦之苓桂枣甘汤证。疏方：茯苓30g，桂枝10g，上肉桂6g，炙甘草6g，大枣15枚。用甘澜水煮药。仅服3剂，便畅通而病愈。

摘自：《新编伤寒论类方》

苓桂术甘汤证

【原文】伤寒，若吐、若下后，心下逆满，气上冲胸，起则头眩，脉沉紧，发汗则动经，身为振振摇者，茯苓桂枝白术甘草汤主之。（67）

茯苓四两，桂枝三两（去皮）、白术、甘草（炙）各二两，上四味，以水六升，煮取三升，去滓，分温三服。

【释义】条文中"茯苓桂枝白术甘草汤主之"应接在"脉沉紧"后，属倒装文法。太阳病伤寒表证，应以辛温解表之法治疗。若误用吐下之法，则可损伤脾之阳气。脾阳损伤，水失运化而水饮内生，脾阳虚不能制水而水饮上逆。水停心下，气机不利，则心下逆满；水饮上冲于胸，则症见气上冲胸。清阳之气为水饮阻滞，失于上达，或水气上蒙清阳，症可见头晕目眩。沉脉主水主里，紧脉主寒，脾阳虚鼓动无力，水寒之气阻滞气机，故脉沉而紧，《金匮要略·水气病脉证并治篇》云："脉得诸沉，当责有水"。本证为脾阳虚，水气上冲之证，当以茯苓桂枝白术甘草汤温阳健脾，利水降冲，禁用发汗、吐下之法。若医者不知温阳健脾利水之法，而据脉紧而误认为表寒甚而发其汗，则可导致阳气更伤。阳虚不能温养经脉，水饮浸渍筋肉，则出现筋肉动惕，身体振颤动摇之症状。此时疾病已更深一层，病已由脾伤肾，脾肾阳虚而水饮内停，临证可与第82条真武汤证合参。

【临床应用】

1.《金匮要略》:"夫短气,有微饮,当从小便去之,苓桂术甘汤主之。""心下有痰饮,胸胁支满,目眩,苓桂术甘汤主之。"

2.《千金要方》:甘草汤,即本方桂枝改用桂心,治心下痰饮、胸胁支满、目眩。

3.《严氏济生方》:理中化痰丸,即本方去桂枝,加人参、半夏,治脾胃虚寒,痰涎内停,呕吐少食。

4.《眼科锦囊》:苓桂术甘汤,治胸满支饮上冲、目眩及睑浮肿者。

5.《未刻本叶氏医案》:苓桂味甘汤,治咳逆,冲气不纳,形浮。即本方去白术,加五味。又苓桂干姜汤,治利止咳发,气逆火升,中脘尚痛,阴亏于下,气阻于中,先和其中,续摄其阴,是其治也。即本方去白术,加干姜。又苓桂术姜汤,治胀后成痞,清阳失旷,饮邪内阻,即本方去甘草,加生姜。

6.《医学衷中参西录》:以本方加干姜、白芍、橘红、厚朴,为理饮汤,治因心肺阳虚,致脾湿不升,胃郁不降,饮食不能运化精微,变为饮邪。停于胃口为满闷,溢于膈上为短气,渍满肺窍为喘促,滞腻咽喉为咳吐痰涎。或阴霾布满上焦,心肺之阳不能畅舒,转郁而作热。或阴气逼阳外出而为身热,迫阳气上浮而为耳聋。然必诊其脉,确乎弦迟细弱者,方能投以此汤。服数剂后,饮虽开通,而气分若不足者,酌加生黄芪数钱。

7.刘渡舟经验:"痰湿特盛者,可与二陈汤合方使用;眩晕重者,可加泽泻;兼见面热、心烦者,是阳气与水气相搏而有虚热的表现，可加白薇；兼血压高者，可加牛膝、红花、茜草；兼见脉结代者，去白术，加五味子；兼咳喘、面目浮肿、小便不利者，去白术，加杏仁或薏苡仁；兼夜寐、惊悸不安者，加龙骨、牡蛎等等。"

8.运用本方的辨证要点为心下逆满，气上冲胸，心悸头眩，脉沉紧。现代运用本方可治疗风心病、肺心病、心肌炎、心包积液、心力衰竭、神经衰弱、精神分裂症、慢性支气管炎、支气管哮喘、心功能不全、心源性喘息、神经性心悸、心源性水肿、慢性肾小球肾炎、肾病综合征、尿潴留、梅尼埃病及眩晕、目疾等属脾虚水停者。

【案例】

1.刘渡舟医案：陈某，女，52岁。患头晕，心悸，胸中满闷，每到夜晚则气上冲胸，诸症随上冲之势而加剧。伴有面部虚浮，目下色青，下肢轻度浮肿，小便短少不利，口虽干但不欲饮水，强饮则胃中痞闷。问其大便反而秘结不通，五六日一次，坚如羊屎。舌质淡胖，苔白滑，脉沉滑无力。此证为心脾阳气两虚，脾阳不运，则水气内停，心阳不振，则水气上乘。水气上冲，阴来搏阳，所以头晕，心悸，胸闷；水气不化，津液不能布行，则小便不利而大便反秘；水气外溢皮肤则为浮肿。治疗当以温通心阳，气化津液，降冲伐水为主。处方：茯苓30g，桂枝10g，白术10g，炙甘草6g。服药2剂后，气上冲胸及头晕、心悸等证得以控制。上方加肉桂3g，泽泻10g，助阳消阴，利水行津，又服2剂，口渴止，小便利而大便下。最后采用脾肾双温之法，又合用真武汤使阳回阴消，精神振奋。摘自：《经方临证指南》

2.聂惠民医案：王某，女，45岁。1988年12月初诊。患慢性气管炎四五年，每入冬季则发。近日病情加重，咳嗽频作，月余不愈，咳痰稀白，胸闷不适，晨起咳重，面部虚浮，目下色暗，大便溏薄。脉沉弦细，舌质淡，苔薄白水滑。证属水气内停，肺失肃降而致咳嗽。治以温阳化饮止咳。宗苓桂术甘汤化裁。处方：茯苓20g，炒白术12g，桂枝10g，炙甘草6g，杏仁10g，炒薏仁30g，川贝10g。水煎温服，进药7剂，咳嗽锐减。守方调理月余而，3年未见复发。摘自：《三订聂氏伤寒学》

3.赵性荣医案：曹某，男，52岁，工人，1991年8月30日初诊。患者于半年前，因患结核性胸膜炎，注射链霉素20支（计链霉素10g）时开始出现轻度眩晕，注射至36支时出现重度眩晕，耳鸣，听力减退，时恶心呕吐，视物晃动，如坐舟车，步履蹒跚，踏地发软，曾多方救治，服中西药罔效。检查：罗姆伯格征阳性，向左侧倾斜，但指指、指鼻试验正常，睁眼并足不能站立，必须两足相距一尺多远方能站立片刻，苔白腻，脉滑。拟诊：眩晕。证属痰湿中阻。处方：茯苓18g，桂枝18g，白术18g，甘草12g，泽泻45g。服12剂，症状明显好转，走路较稳，视物微动，苔薄白，继服前方30剂，诸症消失，随访1年未复发。摘自：赵性荣.苓桂术甘汤治疑难病验案三则［J］.河南中医，1997，17（6）：12.

朴姜夏草人参汤证

【原文】发汗后,腹胀满者,厚朴生姜半夏甘草人参汤主之。(66)

厚朴半斤(炙,去皮),生姜半斤(切),半夏半升(洗),甘草二两,人参一两,上五味,以水一斗,煮取三升,去滓,温服一升,日三服。

【释义】发汗后伤脾,使脾运失健,寒湿内生,气机阻滞,故腹胀满,时轻时重,按之不痛。由方测证,当为虚实夹杂,以实为主。治疗当用行气补气之法,若仅行气除满,则更伤脾气;如仅补气健脾,则又壅滞为满。故以厚朴生姜半夏甘草人参汤理气健脾,消滞除满。

【临床应用】

1.《张氏医通》：厚朴生姜半夏甘草人参汤,治胃虚呕逆、痞满不食。

2.本方加乌药、沉香、槟榔、枳实等治疗运动障碍性消化不良;加甘麦大枣汤治疗功能性消化不良、更年期综合征伴腹胀痞满者;加焦三仙、砂仁、山药等治疗慢性胃炎;加枳实、大黄治疗胃切除术后便秘;加大腹皮、木香、枳实、旋覆花等治疗术后腹胀;加乌药、木香并贴神阙(蟾酥皮、麝香、乌药、木香为膏)治疗胃下垂;加枳实、生大黄、白术、白芍、川芎、木香、荜澄茄、吴茱萸等治疗胃扭转；加伏龙肝、车前子治疗过敏性结肠炎；加附片、茯苓、黄连、白术、焦山楂、当归、炒白芍、木香、乌梅等治疗肠易激综合征；加茯苓、焦山楂、附片、干姜、桂枝、炒白术、紫苏梗、砂仁、吴茱萸等治疗即刻型倾倒综合征；加柴胡、枳实、白芍治疗慢性胃炎；加桂枝、桃仁、白术等治疗便秘。

3.糖尿病胃轻瘫：以本方为基础，恶心呕吐加藿香、砂仁；厌食者加山楂、炒麦芽；嗳气者加莱菔子、柿蒂；腹痛腹胀者加延胡索、川楝子；大便秘结者加枳实、白术；大便溏者加葛根、茯苓；口干多饮者加麦冬、生地黄等有较好疗效。

4.以本方为基础，随症加减治疗肝癌所致的腹胀效果较佳。如腹水者加大腹皮；肝区疼痛者加延胡索；有表证者加紫苏叶、藿香；兼胃热吐逆者加黄连、紫苏叶；兼食滞者加焦三仙、砂仁；兼阳气不足者加干姜、荜茇；兼痞满者加枳实、白术；兼胸胁胀满者加青皮、香附；兼气逆而痛者加吴茱萸、肉桂；兼血瘀者加莪术、赤芍；兼便秘有热者加枳实、大黄等。

5.以本方为基础治疗慢性胆囊炎属肝郁脾虚、气滞湿阻者，加川楝子、木香、茯苓等。

6.用本方加枳壳、陈皮、麦芽等治疗慢性肝炎；加通草、茯苓、枳壳、防己、山楂、丹参、山药等治疗肝硬化腹水等。

7.充血性心肌病，见胸闷短气、腹胀满、不能食，舌黯红而润，苔薄腻者，本方加干姜、茯苓、丹参、佛手、荷叶。治肺源性心脏病心力衰竭腹胀者，本方加枳壳、附片、丹参、白术、茯苓、肉豆蔻、葶苈子等有较好疗效。

8.用本方治疗前列腺炎属脾虚气滞、寒湿下注者,加小茴香、灯心草等。

9.运用本方的辨证要点为腹胀满,午后为甚,食入增剧,食消则减,舌淡苔白腻。临床上若虚多实少者,可增人参、炙甘草用量,或加炒白术、茯苓等健脾之品。

【案例】

1.张连艳医案:患者某,女,52岁,2006年4月19日初诊。患者6年前因腹胀、腹痛,白带增多,诊断为盆腔炎,给予抗生素等治疗。治疗后,白带正常,但患者仍有腹胀,严重时腹痛,其腹胀进食、午后加重,晨起轻,胀至患者不能吃晚饭。如进晚餐后,腹胀致患者晚上不能入睡,痛苦不堪。6年来,多方求医,医治无效。患者自以为患了不治之症,整日忧思郁闷。就诊时诉:腹胀、腹痛,3年来不能进晚餐。查体:面色萎黄,精神委靡,形体消瘦,舌质淡,体胖,边有齿痕,苔白润,脉虚弱。据患者症状、舌象、脉象,考虑患者系脾虚气滞。方选厚朴生姜半夏甘草人参汤加味:厚朴20g,半夏9g,人参6g,乌药10g,香附15g,陈皮12g,延胡索12g,川楝子12g,枳壳15g,柴胡12g,木香6g,炙甘草6g,生姜10g。5剂,水煎服,日1剂。2006年5月3日复诊:患者服药后,腹胀、腹痛明显减轻,进食好转。查体:面色萎黄,精神佳,舌质红,苔薄白,脉弱。仍考虑脾虚气滞。处方如下:厚朴15g,半夏6g,人参6g,黄芩9g,延胡索12g,川楝子12g,枳壳15g,柴胡12g,木香6g,炒白术6g,炙甘草6g,生姜10g。并嘱其忌油腻,服5剂后,2009年见患者时,面色红润，神清气爽，生活自理，病情无复发。摘自：张连艳.经方临证治验四则［J］.中国民间疗法，2015，23（5）：45.

2.叶柏医案：患者，男，37岁，初诊时间2014年10月30日，反复下腹痛、腹泻4年。4年前出现下腹胀痛，多在便前出现，便后缓解。大便每天3～5次，不成形或稀糊状，少许黏液，稍食油腻或情绪紧张则泻甚。食欲尚可，寐安，小便正常，无消瘦，无贫血。舌淡苔薄白，脉细。粪常规无异常，OB试验阴性。粪细菌培养未见致病菌生长。肠镜示乙状结肠—直肠黏膜稍水肿充血，血管纹理欠清晰，未见糜烂、溃疡等。病理：（乙状结肠黏膜）未见明显异常。初步诊断：肠易激综合征（腹泻型）。处方：党参10g，炮姜4g，姜半夏6g，炙甘草5g，厚朴6g，白术10g，白芍15g，防风10g，陈皮6g，茯苓15g，黄连3g，焦山楂10g，焦神曲10g，肉豆蔻6g，诃子10g。14剂，1剂/天，水煎服，嘱其饮食忌生冷油腻。二诊：2014年11月13日，患者诉腹痛腹泻缓解，大便日行2次，偏稀。效不更方，续服。肠易激综合征是一种以腹痛或腹部不适伴排便习惯改变和（或）大便性状异常的功能性肠病。IBS-D（腹泻型）以腹痛伴有便溏为主要临床表现，属中医学"腹痛""泄泻"范畴。叶师认为脾虚湿盛是该病的主要发病机制，久则累及肝、肾。脾虚失运，水停成湿，谷精留而为滞，清浊相和，而生泄泻。本例患者泄泻日久，损伤脾阳，土虚木贼，致肝气疏泄太过，形成脾虚肝郁证候。《医方考》有言："泻责之于脾，痛责之肝，肝责之实，脾责之虚，脾虚肝实故令痛泻"。处方由厚朴生姜半夏甘草人参汤合痛泻要方加减化裁而成。方用党参、茯苓、炙甘草益气健脾；炮姜易生姜加强温阳止泻之功，合肉豆蔻温运脾阳；半夏、防风、陈皮调肝健脾，川黄连清热，炒山楂、神曲消导助运，诃子肉涩肠止泻。全方标本兼顾，温中佐清，共奏健脾疏肝、温阳止泻作用。摘自：安镁，叶柏.叶柏运用厚朴生姜半夏甘草人参汤经验举隅［J］.中医药导报，2016，22（1）：117.

3.沈佳医案：患某，女性，41岁，因"腹胀痛间作2年余，食欲不振2月"于2008年9月1日入院。患者2年前始出现腹胀，胀甚则痛，饭后为甚，嗳气频仍，得嗳气及矢气后腹胀可缓解，无反酸，无恶心呕吐。曾至淮安市中医院查胃镜为慢性浅表性胃炎，并查肠镜示结肠息肉，息肉已行肠镜下治疗。2年来间断服用中药汤剂，腹胀未见明显改善。近2月来，患者自觉食欲不振，腹胀，胀甚则痛，每于傍晚时明显，夜间尤甚，伴有畏寒。有"剖宫产"史。舌体胖大边有齿痕，质淡紫，舌下青筋粗涨，苔薄白腻，脉缓弱。予附子理中汤合失笑散加味以温阳活血，理气除胀。方药为制附片30g（先煎），炮姜15g，党参15g，白术12g，砂仁12g（后下），川朴15g，腹皮12g，法半夏12g，焦楂曲各15g，失笑散20g（包煎），炙甘草3g，4剂。药后畏寒较前明显减轻，仍腹胀，傍晚时明显，夜间尤甚，次晨消失。胃镜病理示：胃窦、胃角轻度慢性浅表性胃炎。舌脉如前，转方厚朴生姜半夏甘草人参汤加减以理气除胀，活血温阳，因住院代煎药，将生姜易以干姜、砂仁。方药为厚朴25g，干姜15g，法半夏15g，党参6g，砂仁15g（后下），制附片30g（先煎），失笑散20g（包煎），炙甘草6g，5剂。2008年9月8日2诊，患者述服上方首剂后腹胀即消失，2剂因食苹果而腹胀稍起，9月7日入夜腹胀复作。9月8日出院，入晚未发，复来求方回家。询之，畏寒消失，口苦基本消失，食欲欠振，已知饥，稍难入寐，右脉稍弱。前方稍作增损：厚朴25g，生姜15g，法半夏15g，党参6g，制附片10g（同煎），失笑散20g（包煎），生山楂30g，神曲15g，炙甘草3g，10剂。2008年9月20日电话随访，其夫代述，腹胀大减，发作不多，纳可，前方小其制。方药为厚朴18g，生姜15g，法半夏15g，党参6g，制附片15g（同煎），失笑散20g（包煎），焦楂曲各15g，炙甘草3g，14剂。半年后回访，病愈未作。摘自：沈佳，史爱武.经方临证应用举隅［J］.中国中医急症，2015，7（24）：1309-1310.

小建中汤证

【原文】伤寒，阳脉涩，阴脉弦，法当腹中急痛，先与小建中汤；不瘥者，小柴胡汤主之。（100）

小建中汤方：桂枝三两（去皮），甘草二两（炙），大枣十二枚（擘），芍药六两，生姜三两（切），胶饴一升，上六味，以水七升，煮取三升，去滓，内饴，更上微火消解。温服一升，日三服。呕家不可用建中汤，以甜故也。

【原文】伤寒二三日，心中悸而烦者，小建中汤主之。（102）

【释义】100条：阳脉涩，是指脉浮取而涩，示气血不足；阴脉弦，是指脉沉取而弦，弦主少阳病，又主痛证。腹中急痛见此脉，乃脾胃虚寒，气血俱亏，加之少阳之邪乘土所致。此为中焦虚寒而兼少阳证，虚实夹杂。少阳证本可用柴胡汤，但因小柴胡汤性凉，中焦虚寒，气血不足之人，若先投小柴胡汤，恐更伤脾胃，而引邪深入。故宜先补虚，后祛邪，况腹中急痛乃虚寒疼痛，投以小建中汤，调和气血，健运中州，温中止痛，使中焦虚寒有所好转，气血有所恢复，此时若脉弦不解，少阳之邪未除者，可投以小柴胡汤，和解少阳。

102条：伤寒二三日，未经误治而见心中悸而烦者，多为正气不足，复被邪扰所致。本病多由心脾两虚，气血不足而成。由于气血不足，心神失养，复加邪气扰于心中，故心悸烦乱不安。本证正气不足为本，邪气内扰为标。证属气血阴阳俱不足，治之当用扶正祛邪，调理中焦之法，以小建中汤内调中焦，外和营卫，益气血生化之源，正气足则邪气退，悸烦自止。

【临床应用】

1.《圣济总录》：以本方去大枣治非时便血。

2.《徐氏指南》：治失血，虚者阿胶代胶饴。

3.《伤寒蕴要全书》：凡阳虚自汗加黄芪二钱，名黄芪建中汤；若脉沉，腹痛，足冷者，加熟附子二钱，名附子建中汤；若血虚腹痛加当归身二钱，名当归建中汤。

4.聂惠民经验："自汗、盗汗，属里虚不足者，加黄芪、党参；盗汗者，加浮小麦、牡蛎等。惊悸而烦，中虚不足者，加龙骨、牡蛎。腹痛绵绵或拘急而痛，喜温喜按，得热则缓，本方加香附、熟附片。若食欲不振者，加鸡内金、神曲、山楂。胁下疼痛，挟中气虚弱者，加柴胡、郁金、元胡等。慢性胃炎、胃及十二指肠溃疡、胃下垂等而致之胃脘痛，喜暖喜按，得热则缓者，宜本方治疗。寒甚者加干姜或高良姜；痛甚者，加香附、元胡；虚甚者，加黄芪、党参；反酸者加煅瓦楞；胃酸少者加乌梅、五味子；便溏者加炒白术、茯苓。虚劳而咳者，加五味子、百部等。"

5.运用本方的辨证要点为心中悸而烦，腹中急痛，喜温按，或伴轻微恶寒发热。临床上如血虚者，加当归；气虚者加人参、黄芪；内热者，加黄芩；挟痰者加枳实、橘皮、半夏等；如偏于肺阴虚，可加生地、百合；偏于肾阴虚可加枸杞、山茱萸；偏于胃阴虚可加麦冬、石斛；偏于心阴虚可加玉竹、生地等。现代运用本方可治疗胃及十二指肠溃疡、胃酸减少症、胃弛缓、胃下垂、慢性肝炎、神经衰弱、再生障碍性贫血、过敏性紫癜、妇女痛经、儿童夜尿、尿频、功能性发热、眩晕、头痛、老年抑郁症等属中虚阴阳不和者。

【案例】

1.曹颖甫医案：王右，腹痛，喜按，痛时自觉有寒气自上下迫，脉虚弦，微恶寒，此为肝乘脾，小建中汤主之：川桂枝9g，大白芍18g，生草6g，生姜5片，大枣12枚，饴糖30g。姜佐景按：惟吾师以本汤治此寒气下迫之证而兼腹痛者，其效如神。摘自：《经方实验录》

2.刘渡舟医案：李妇，38岁，大连人。产后失血过多，又加天气酷寒，而腹中疼痛，痛时自觉肚皮向里抽动。此时，必须用热物温暖，方能缓解。切其脉弦细而缓，视其舌淡嫩苔薄。辨为血虚而不养肝，肝急而刑脾，脾主腹，是以拘急疼痛，而遇寒更甚。为疏：桂枝10g，白芍30g，炙甘草6g，生姜9g，大枣7枚，当归10g，饴糖40g（烊化）。此方服至3剂，而腹痛不发。转方用双和饮气血两补收功。摘自：《新编伤寒论类方》

3.刘渡舟医案：范某，男，42岁。素有肝炎病史。两胁疼痛而以右胁为甚，经服柴胡剂而不效。其人不欲饮食，体疲腹胀，心悸气短，面色青黄不泽。舌质嫩苔薄白，脉弦而缓。证属土衰木盛，少阳病而兼太阴气血不足，按理当先建其中，而后尌用柴胡汤方为得法。处方：桂枝9g，生姜9g，白芍18g，大枣12枚，炙甘草6g，饴糖30g。服药3剂而诸症大为减缓，患者自认为是向来所没有的效果，于是上方又进3剂，胁痛竟止。摘自：《经方临证指南》

桂枝人参汤证

【原文】太阳病，外证未除而数下之，遂协热而利，利下不止，心下痞硬、表里不解者，桂枝人参汤主之。(163)

桂枝四两（另切），甘草四两（炙），白术三两，人参三两，干姜三两，上五味，以水九升，先煮四味，取五升；内桂，更煮取三升，去滓。温服一升，日再夜一服。

【释义】太阳表证不解，法当解表散邪。若屡用攻下之法，则致表邪未解而脾阳受损。因表证不除，故发热恶寒等症仍在。又因攻下损伤脾阳，寒湿内生，下注大肠，故下利不止。此为里寒下利兼表证发热，故曰"协热而利"。由于脾阳损伤，运化失司，升降反常，中焦气机痞塞，则见心下痞硬。本证为脾阳虚下利与风寒表证发热同在，故仲景曰："协热而利""表里不解"。虽属表里同病，但疾病重在"下利不止，心下痞硬"的里虚寒证，故以桂枝人参汤温中解表。

【临床应用】

1.《类聚方广义》：头痛发热，汗出恶风，肢体倦怠，心下支撑，水泻如倾者，多于夏秋间有之，宜此方。

2.《方极》：治人参汤证而上冲急迫剧者。

3.《方舆輗》：初起泄泻痢疾混同者，或泄泻一两日，脓血下，遂为痢者，宜此方。

4.《医圣方格》：下利，心下痞硬，心腹痛，头汗，心下悸，不能平卧，小便少，手足冷。

5.聂惠民经验："感冒、流行性感冒，症见发热恶寒、头痛恶风、腹泻清稀、脉浮而弱者，宜本方加苏叶。肠炎、结肠炎，症见腹泻清稀、腹痛绵绵、畏寒喜暖、手足清冷、脉沉弱、苔薄白者，有无表证皆可服用，宜本方加茯苓、山药等健脾利湿之品。慢性胃炎，症见心下痞满、时时作痛、畏寒喜暖、便溏、脉沉缓或弱、苔薄白者，宜本方加茯苓、元胡、香附等温中理气止痛之品。"

6.运用本方的辨证要点为下利不止，心下痞硬，兼发热恶寒，脉不浮。现代运用本方可治疗感冒、流行性感冒等而有本方见证者及消化性溃疡、急慢性胃肠炎、贲门失弛缓症、胃食管反流、慢性阑尾炎、慢性萎缩性伴浅表性胃炎、小儿秋季腹泻、食管癌术后呕吐等属中阳不足，兼有表邪者。

【案例】

1.熊燕医案：李某，女，60岁，2012年2月15日初诊。主诉：大便秘结，排便困难4年余。患者5年前因患高血压于当地中医院门诊求治，自诉眩晕、心悸时作，头目胀痛，心烦易怒，难入眠，二便尚正常。当地医生多数予以龙胆泻肝汤加减，用药后上述症状渐减，但血压仍未稳定，继用苦寒泻火之品治疗，病者食欲逐渐减，口淡不渴，气短，心悸，大便日趋困难，质稍硬难排，渐至每周一行，转入于我院治疗。就诊时症见：面色㿠白，气短倦怠，心悸，眩晕，口淡，腹胀满而痛，时有肠鸣，大便不畅，努责仍难下，已3天未解，小便清长，肢冷，舌淡、苔白润，脉沉弱。诊断为便秘，辨证为虚秘。投以桂枝人参汤加减，处方：桂枝10g，党参15g，干姜10g，白术15g，炙甘草6g，肉苁蓉15g，小茴香4g，炙黄芪18g。3剂，水煎服。二诊：患者喜笑颜开，精神转佳，气短、肢冷减，大便通畅，但仍量少，夜尿多。说明药已对证，守上方，加当归10g、巴戟天10g，进15剂。三诊：诸症消失，因患者要外出务工，不方便服用汤剂，故用桂附地黄丸温补肾阳善后，随访至今，症状未再反复，血压也较平稳。患者便秘初为1周左右1次大便，努责难下，面色㿠白，气短倦怠，心悸、眩晕、口淡，腹胀满而痛，时有肠鸣，是久服苦寒的龙胆泻肝汤后形成的，属阳虚便秘，习惯用济川煎加减，但考虑到患者中阳不足为当前之急，故选桂枝人参汤加减，温中阳，通阳化气助通便。考虑患者脾阳不足已累及肾阳，前人有"伤寒重在救阳，温病重在救阴"之说。肠道气血不足故加肉苁蓉养血润肠通便，温补肾阳，小茴香暖下焦兼散寒，炙黄芪益气养血润肠通便助排便。全方温阳通便，益气养血安心神，诸症自愈。摘自：熊燕，何晓晖.桂枝人参汤临床运用举隅[J].实用中西医结合临床，2014，14（2）：62-63.

2.王付医案：田某，女，47岁。3年前发现四肢、胸腹部皮肤粗厚、色素加深，经检查，诊断为烟酸乏力病，服用补充烟酸类药物，没有取得明显治疗效果，随后又服用维生素类及中药等，均未取得预期治疗目的，近因症状加重前来诊治。刻诊：皮肤粗厚，色素沉着，裂纹，记忆力减退，口腔溃烂，腰酸，手足不温，舌质暗淡瘀紫，苔薄白，脉沉弱涩。辨为心肾阳虚，瘀血阻滞证，治当温补心肾，活血化瘀。给予桂枝人参汤与温经汤合方：红参10g，白术10g，干姜10g，桂枝12g，吴茱萸10g，当归10g，川芎6g，阿胶珠6g，生姜6g，牡丹皮6g，麦冬24g，姜半夏12g，炙甘草12g。6剂，水煎服，每天1剂，每日分3服。二诊：手足温和，以前方6剂。三诊：口腔溃烂痊愈，以前方6剂。四诊：腰酸减轻，以前方6剂。五诊：自觉皮肤厚粗有改善，以前方6剂。六诊：色素沉着淡化，以前方6剂。之后，又以前方治疗4余剂，诸症有明显好转，为了巩固疗效，以前方变汤剂为做散剂，每次6g，每日分3服，治疗3个月，四肢、胸腹部皮肤色泽恢复正常。随访1年，一切正常。用方提示：根据记忆力减退辨为心，再根据腰酸辨为肾，因手足不温、脉沉弱辨为阳虚，又因舌质暗淡瘀紫、脉沉涩辨为瘀血，以此辨为心肾阳虚，瘀血阻滞证。方以桂枝人参汤健脾益气，温补心肾，方中桂枝温达阳气，暖脾和胃，调畅气机，通经止痛，人参补益元气，二者合用益气之中以温阳，温阳之中以补阳，善于治疗阳气虚弱诸症，以温经汤温阳散寒、活血化瘀，方药相互为用，以奏其效。摘自：关芳芳，李亮，王付.王付教授运用桂枝人参汤合方辨治杂病3则［J］.光明中医，2014，29（3）：593-594.

3.温桂荣医案：某男，40岁，2002年3月16日初诊。主诉咳喘反复发作已30年，加重5天。30年以来时愈时发，未能根治，患者痛苦不堪，经西医诊为"支气管哮喘"。每到冬春季节天气寒暖不一，稍一不谨，感受风寒之邪而诱发。刻诊：咳喘频作，呼吸急促，胸闷，不能平卧，张口抬肩，吐白色泡沫痰，恶风寒，无汗，两手冰冷，疲倦乏力，大便稀溏，舌质淡，苔白滑，脉浮紧，证属肺脾阳虚，痰涎阻肺，兼感受风邪。治宜温化痰饮，宣肺平喘，方用桂枝人参汤合三拗汤化裁：桂枝、麻黄、北杏仁、制半夏各9g，白术、党参各15g，细辛、五味子、全蝎各3g，干姜、炙甘草各5g。2剂，每日1剂，水煎服。服上2剂后咳喘减轻，夜卧转佳，后续以上方加减治疗8剂，诸症缓解。为防复发，从调补肺脾肾方面入手，用六君子汤合金匮肾气丸加减调理善后。《时方妙用·哮证》曰："哮喘之病，寒邪伏于肺俞，痰窠结于肺膜，内外相应，一遇风寒暑湿燥火六气久伤即发……"本病与素体虚弱，痰饮内伏，风寒诱发相关。病发期针对病因病机以祛邪为主，但有寒热虚实之分。而本案既有肺脾两虚，痰饮内伏，又有风寒外邪，遵循仲景"病痰饮者，当以温药和之"的原则，采用桂枝人参汤合三拗汤加减，一方面温运脾阳以化痰饮，另一方面三拗汤驱除风寒之邪，消除致病之因，使脾得健运，肺得宣发肃降，气血流通，和谐运作，痰饮自消，待病情缓解后，则调理脾肾为主，兼补肺气，使体质增强，减少复发。此外，若患者病情危重，面色紫绀，大汗淋漓，呼吸困难，单纯中药治疗效果不太理想，应到医院治疗，以免延误病情。摘自：温桂荣.桂枝人参汤治疗杂病探微[J].中医药临床杂志，2006，18（5）：429–430.

干姜附子汤证

【原文】下之后,复发汗,昼日烦躁不得眠,夜而安静,不呕、不渴,无表证,脉沉微,身无大热者,干姜附子汤主之。(61)

干姜一两,附子一枚(生用,去皮,切八片),上二味,以水三升,煮取一升,去滓,顿服。

【释义】病在太阳,法当解表则愈,医者先下后汗,为治疗失序。汗下后,使肾阳骤虚,阳气虚则阴寒偏盛。阳主动而阴主静,阳虚阴盛,则患者多静。由于昼日自然界阳气旺盛,人之虚阳得天阳之助,与阴寒相争,故见昼日烦躁不得眠;夜间阳气衰,阴气盛,人之虚阳无力与阴寒相争,故患者安静。就症情而言,安静与烦躁是相对而言,乃是疾病加重的表现。此为烦躁后神疲已极,呈似睡非睡之状,非指安静如常。阳虚无力鼓动血脉,故脉沉微。身无大热者,因阴寒内盛,虚阳外越,故身虽有热,但与内热薰蒸于外的身热不同。"不呕,不渴,无表证",为本证烦躁与三阳证烦躁的鉴别。三阳证均可见烦躁,但少阳证多呕,阳明病多渴。患者烦而不呕,则病不在少阳;不渴则病不在阳明;无表证则病不在太阳。故"烦躁、身无大热"非三阳病之实热,而为肾阳大伤,虚阳外扰之象。治疗以干姜附子汤急救回阳。

【临床应用】

1.《千金要方》：姜附汤，以生姜代干姜，治痰冷癖气呕沫，胸满短气，头痛，饮食不消化，亦治卒风。

2.《三因极一病证方论》：干姜附子汤，治中寒，卒然晕倒，或吐逆涎沫，状如暗风，手脚挛搐，口噤，四肢厥冷，或复燥热，即本方。入肝加木瓜，入肺加桑白皮，入脾加术，入心加茯苓，随证治之。

3.《名医方考》：本方为散，治寒痰，反胃。

4.《简易方》：治阴证伤寒，大便自利，而发热者。

5.《卫生宝鉴》：用本汤加人参半两治阴盛格阳，身冷，脉沉微，烦躁不饮。

6.聂惠民经验："心衰性浮肿，尿少，下肢浮肿，按之凹陷，心慌乏力等属阳虚阴盛者，宜本方加猪苓、茯苓、泽泻、党参等养心利湿之品。虚寒性腹痛，喜暖喜按，便溏，畏寒乏力，宜本方加白术、香附、炙草、党参。"

7.运用本方的辨证要点为昼日烦躁不得眠，夜而安静，脉沉微，身无大热。临床若泄泻，可合理中汤；若消渴，可合右归丸。治休克及低血压时，常与生脉散合用，疗效更佳。现代运用本方可治疗各种急性病后期之虚脱者，而对虚寒性之胃痛、腹痛、腹泻等均有良效。亦可用于心衰水肿、肝硬变腹水、胃脘痛、肾炎浮肿、感染性休克、低血糖眩晕、低血压眩晕、梅尼埃病等属肾阳虚者。

【案例】

1.康宜兵医案：何某，女性，28岁，产后25天。流涕，咳嗽，发热，最高体温达39℃，曾往就医，拟诊外感风热，投以APC、银翘散加减，并冰敷头部等物理降温，热不退更甚，阴道流血，恶冷添衣，脉浮大。予荆防败毒散合干姜附子汤加减。处方：荆芥10g、防风10g、茯苓10g、川芎10g、独活10g、柴胡10g、前胡10g、桔梗10g、枳壳10g、熟附子20g（先煎）、干姜15g、青天葵15g、藕节30g、阿胶15g，共3剂。热退，鼻涕减，阴道出血减少，守上方加阿胶10g（烊化），以滋阴血，共3剂，精神复原。产后出血，阴血亏虚，阴损及阳，加之外感风寒，按六经辨证当属太少两感。《伤寒论》云："少阴病，始得之，反发热，脉沉者，麻黄细辛附子汤主之。"当投以辛温解表，如麻黄附子甘草汤、麻黄附子细辛汤之类。又云"病人身大热，反欲得近衣者，热在皮肤，寒在骨髓也"，患者欲添衣、高热，此假热而真寒，阳虚不能固摄，故见阴道出血。故治以辛温解表，拟方荆防败毒散合干姜附子汤加减，其中荆防败毒散以解表散寒，附子、干姜以温阳统摄。摘自：康宜兵.干姜附子汤的临床应用［J］.内蒙古中医药，2015（5）：88-89.

2.姚秉忠医案：患者，男，8个月，患儿于1996年10月4日因高热，腹泻5天，在家中治疗无效而入院治疗。入院后，给予液体疗法，解热对症治疗，10小时热退，24小时泻下次数由数10次减为4～5次。48小时后泻下物以水样转为稀便。住院第4天出现肠道出血，每天3～5次不等，每次便血约10ml，色鲜红无瘀血块，无黏液。经对症治疗无改善。住院第6天，出现贫血面容，遂转上级医院治疗。在上级医院输血2次，并给予液体疗法，3天后出血停止，腹泻亦随之好转，但仍为稀便，住11天带药出院。出院后1周来患儿一直烦躁不安，睡眠明显减少，夜间最多睡

2～3小时，白天不能入睡，经服鲁米那、安定无效。故要求中医治疗，约定当日下午6时往诊。见患儿面色㿠白，眼眶凹陷，啼哭无泪，口唇干燥，舌干，色白无苔，全身皮肤干燥，指纹隐约难辨，脉沉而微细。脉沉主里，微为阳虚，细为血亏，综观脉症，无表无热，面色㿠白为阳气不足而无力载五谷精微荣其面，口唇干燥，舌干无苔，眼眶凹陷，啼哭无泪，均为津液不足之象。烦躁不安为津液耗损，孤阳无阴以依附而外越之候。急当救阳以存阴。阳复方能使津液四布，阴存阳有所依附，使阴平阳秘，精神乃治。急服干姜附子汤：干姜3g，附片3g。水煎2次分服。干姜辛温，温中回阳。附片辛温大热，回阳救逆。二味相合，回阳救逆之力更强。翌晨家长告曰："昨日下午7时许服第1遍药，服后随即煎第2遍药，当第2遍药煎好欲服时，发现患儿仰卧于身后入睡，前后仅为半小时。第2遍药服后半小时入睡，至晨方醒。"知已中的，效不更方，再进1剂而愈。小儿腹泻在临床为常见病，四季均可发生，但以夏秋居多，因其"稚阳未充"，机体柔弱，如治疗不及时或治疗过程延长，则易发生虚实寒热之变。本例患儿随自发病后一直给予积极治疗，但在治疗过程中因其生理、病理特点表现均为突出，治疗稍不及时果敢，则出现因液脱伤阴、阴竭阳亡之危证，但终因辨证准确，处方得当，效如桴鼓。不治烦躁而烦躁自除。摘自：姚秉忠，姚文馨.干姜附子汤验案举例［J］.中国社区医师，2002（8）：42.

  3.吴勤瑞医案：朱某某，男，40岁，1995年4月16日初诊，患者6天前患风寒感冒，经治诸症大减，但遗留咽痛，曾服红霉素及肌注青霉素，咽痛不但不减，反而加重，甚至不能进食和讲话。诊见患者面色苍白，身冷恶寒，口淡不渴，不思饮食，微有咳嗽，咳吐少许白色痰液查咽部不红不肿，扁桃腺不大，咽后壁无滤泡增生，舌淡苔白，脉沉紧。证属阳虚外感寒邪，滞结于咽部所致。法当温阳散寒，拟干姜附子汤为治：熟附子15g，干姜10g。2剂，久煎频服。4月17日下午再诊：药未尽剂而咽痛大减，已能进食言谈，嘱其将原药服完，遂告痊愈，随访至今未复发。咽痛之症，临床属阳盛者多见，如外感风热或虚火上炎，表现为咽峡部红、肿、热、痛，咽后壁有滤泡增生，伴有口干喜冷饮，咽部干涩不适，舌红，苔薄黄，脉浮数等全身症状，治宜辛凉解表，养阴清热。但寒性咽痛也不少见，临床以咽部不红不肿不渴不热为主症，伴有口吐清水或黏液丝条（如霉菌性咽炎等）等，如不细心诊查，往往误用清热解毒之法治疗，使之缠绵不愈，给患者带来痛苦。上方重用附子味辛性大热，通行十二经，散寒湿，止疼痛，与干姜为伍，扶阳而敛阴，暖脾胃而散寒，上症属寒湿之邪阻滞咽部，经络受阻，阳气不展，故用辛散温通之剂而奏效。摘自：吴勤瑞.干姜附子汤新用［J］.甘肃中医学院学报，1998，15（1）：52-53.

茯苓四逆汤证

【原文】发汗，若下之，病仍不解，烦躁者，茯苓四逆汤主之。（69）

茯苓四两，人参一两，附子一枚（生用，去皮，破八片），甘草二两（炙），干姜一两半，上五味，以水五升，煮取三升，去滓，温服七合，日二服。

【释义】汗下后，病仍不解，非指太阳病不解，而是病情发生了变化。反增烦躁，是因汗下后阴阳俱伤，病入少阴所致。太阳与少阴相表里，误治太阳，则易虚其少阴。少阴为水火之脏，阴阳之根。少阴里虚，阴阳俱不足，水火失济，阳虚神气外浮，阴虚阳无所依，故生烦躁。

本条叙证简单，当以方测证。本方为四逆汤加人参、茯苓而成，有回阳益阴之效。本证以阴阳俱虚，且以阳虚为主。故除烦躁外，可见畏寒蜷卧、四肢逆冷、脉沉微等。

【临床应用】

1.《圣济总录》：主治霍乱吐泻、脐上筑悸者。

2.《千金要方》：加麦门冬，名扶老理中散。治年老羸劣，冷气恶心，饮食不化，心腹虚满，拘急短气，霍乱吐逆，四肢厥冷，心烦气闷流汗。

3.聂惠民经验："腹泻腹痛，慢性结肠炎而见脾肾阳虚者，宜本方加白术；久利不止，虚寒滑脱者，加赤石脂；

烦躁明显者，加生龙骨、生牡蛎。充血性心力衰竭而致心慌、气短、腹胀、尿少、下肢浮肿，心肾阳虚兼阴液损伤者，宜本方加猪苓、泽泻、麦冬。"

4.近代应用本方治疗脾肾阳虚致腹胀、腹泻伴以烦躁者，慢性胃肠炎、慢性结肠炎、肠结核或脾肾阳虚引起的水肿以及风心病、肺心病心衰等，均可用本方加减治疗。

【案例】

1.魏长春医案：某女，右胁下剧痛4天。曾发热恶寒，有胁痛病史。诊见：神疲，形瘦，面黄，头痛，夜寐不安，大便4日未行，四肢清冷，体温偏低，虚里跃动。舌淡、苔黄腻，脉沉微。西医诊断为急性胆囊炎。证属厥阴寒盛。治拟温阳壮神为主，酸甘辛苦疏泄为辅，茯苓四逆汤合乌梅丸（乌梅、细辛、干姜、黄连、附子、当归、黄柏、桂枝、人参、川椒）加减。药用：茯苓9g，党参9g，淡附子9g，干姜3g，炙甘草3g，川椒3g，桂枝3g，乌梅6g，黄连3g，白芍6g。服上药1剂后，胁痛缓解，3剂后疼痛不作，脉转和缓，四肢已温，病情缓解。继用利胆通腑、清热化湿、健脾和胃法，调治10天而愈。本案看似急性炎症，从大便未行、苔黄腻看，确有湿热滞留之象。但患者剧痛、肢冷、脉微、舌淡、虚里跃动，属本元不足，阳气已衰，阴寒内盛无疑，当务之急是温阳救逆，故用附子、干姜、川椒、桂枝温阳散寒，党参、茯苓益气壮神。阳气来复，疼已缓解，病情稳定，再图祛邪清利。摘自：陈永灿，魏睦森.魏长春运用茯苓四逆汤验案四则［J］.中医文献杂志，1999，（4）：33.

2.周连三医案：段某某，素体衰弱，形体消瘦，患病年余，久治不愈。症见两目欲脱，烦躁欲死，以头冲墙，高声呼烦。家属诉：起初微烦头痛，屡经诊治，因其烦躁，均用寒凉清热之剂，多剂无效，病反增剧。面色青黑，精神极惫，气喘不足以息，急汗如油而凉，四肢厥逆，脉沉细欲绝。拟方如下：茯苓30g，高丽参30g，炮附子30g，炮干姜30g，甘草30g。急煎服之。服后烦躁自止，后减其量，继服10余剂而愈。摘自：周连三，唐祖宣.茯苓四逆汤临床运用经验［J］.中医杂志，1965（1）：28.

3.周品需医案：叶××，女，40岁，农民，1989年7月16日初诊：患者有"风心病"史15年。3天前因外出遭雨淋，全身尽湿，今全身浮肿，面色苍白，自汗肢冷，腹部胀大，胸闷心悸，气急尿少，脉细弱，舌淡苔白腻。辨证心阳虚衰，水气凌心。急投益气回阳救逆法，用茯苓四逆汤合生脉散加味：云茯苓、麦冬各15g，西党参20g，淡附片、广地龙、炙甘草、山萸肉各10g，五味子、干姜片、川桂枝各5g，三七粉3g（冲）。3剂后，厥逆已回，自汗止，四肢转温，水肿明显消退，心悸气急好转。前方去山萸肉，加怀牛膝15g，五加皮10g，共服15剂，肿尽退，腹水消，气急平，心悸亦愈。后续进补益心肾之剂5剂，以巩固治疗。患者素有"风心病"，心阳衰微，不能温煦脾肾，致使水湿泛溢，浊阴内阻，水气上逆凌心，故见心悸、喘汗、肢冷、脉细弱，证属阳虚欲脱之象，方用茯苓四逆汤合生脉散加桂枝、萸肉，益气敛汗、温阳救逆，广地龙、三七粉活血祛瘀、强心平喘，故阳回寒消，诸症悉除而获良效。摘自：周品需.茯苓四逆汤临床运用体会［J］.新疆中医药，2003，21（4）：79.

真武汤证

【原文】太阳病发汗，汗出不解，其人仍发热，心下悸，头眩，身𥆧动，振振欲擗地者，真武汤主之。（82）

茯苓、芍药、生姜（切）各三两，白术二两，附子一枚（炮，去皮，破八片），上五味，以水八升，煮取三升，去滓，温服七合。日三服。

【原文】少阴病，二三日不已，至四五日，腹痛，小便不利，四肢沉重疼痛，自下利者，此为有水气。其人或咳，或小便利，或下利，或呕者，真武汤主之。（316）

【释义】82条：太阳病属表证，本当解表微汗而愈。或误发虚人之汗，或汗出太过，则可内伤少阴阳气。汗出病不解者，非太阳表证不解，乃指疾病发生了变化。其人仍发热，指发汗后热不除。太阳病，热在肌表，汗后邪随汗外散，汗后热不除者，非属表邪闭郁，此为阴盛阳浮，虚阳外越。肾者主水，全赖阳气之温化，肾阳虚水无所主，上凌于心，则心下悸；上蒙清阳，则头眩。阳虚不能温养筋脉肌肉，水气浸渍肌肉筋脉，则身体筋肉跳动，振颤不稳而欲倒地。治疗当以真武汤温肾阳、利水气。

316条：少阴病二三日不已，至四五日则邪气深入，肾阳日衰。肾阳虚气化失职，则小便不利；水气浸渍于四肢，则四肢肿重疼痛；水寒凝滞经脉，则腹痛；水气浸渍于胃肠，则下利。诸症皆由水寒之邪为患，故以"此为有水气"概括其病机。水邪为患，变动不居，多见或然症：水气射肺，肺寒气逆则为咳；肾司二便，肾阳虚衰，失于固摄，则小便失禁，下利加重；水气犯胃，胃失和降则为呕；本证以肾阳虚衰为本，水气泛溢为标，故治以温阳利水之真武汤。本条当与太阳病篇82条的真武汤证相互参照。82条是太阳病过汗损伤少阴之阳而成，316条是少阴病邪气深入，肾阳衰弱所致，发病过程虽异而病机则同，皆属阳虚水泛，故均主真武汤。

【临床应用】

1.《王氏简易方》：此药不惟阴证伤寒可服，若虚劳人憎寒壮热，咳嗽下利，皆宜服之，因易名固阳汤，增损一如前法。

2.《仁斋直指方论》：治少阴肾证，水饮与里寒合而作嗽，腹痛下利，于本方加干姜、细辛、五味子。凡年高气弱，久嗽通用。

3.《伤寒翼方》：真武合生脉汤，假热发燥，微渴，面赤，欲坐卧于泥水井中，脉来无力者，即本方加五味子、麦冬、人参。

4.慢性充血性心力衰竭，若肺部感染、肺瘀血、充血性肝大，高度水肿者，提示有肺气壅塞，不能宣降，宜以真武汤为主方，配合麻黄杏仁甘草石膏汤、越婢汤，以及鱼腥草、黄芩、前胡、陈皮、半夏等药；有高度水肿，甚至出现胸水或腹水者，选用五苓散、车前子、防己等；若病人出现发绀，舌质黯，或有瘀点瘀斑者，宜伍用活血化瘀药，如血府逐瘀汤、膈下逐瘀汤等；出现心肺阴虚而见少气，干咳，虚烦而悸，舌红少津者，在真武汤的础上，配用养阴药，如生脉散、一贯煎类方药。

5.有报道本方可治疗梅尼埃病，证属肾阳虚衰，水气上凌清窍。伴眩晕剧烈，呕吐痰涎，胃寒气逆者，常加半夏、干姜、代赭石以温胃降逆止呕；心悸、气短，气阴不足者，常加人参、麦冬、五味子以补心益气，养阴生津；自汗不止，表虚不固者，常加黄芪、防风、党参以益气固表止汗；舌质黯有瘀斑，气滞血瘀者，常加当归、川芎、红花，以行气活血祛瘀。

6.有报道本方可治疗崩漏，症见面色㿠白，面浮睑肿，心悸气短，头晕乏力，语声低微，形寒肢冷，腰膝酸软，纳呆便溏，脉沉微小。证属脾肾阳虚，冲任不固。用本方加炮姜、黄芪、艾叶炭、血余炭、仙鹤草、三七、阿胶治疗有效。亦有人用本方治疗不孕症，证属肾阳虚衰，冲任失调者，效果满意。

7.聂惠民经验："心脏病心力衰竭，症见浮肿、小便短少、舌胖苔白，属心肾阳虚者，本方加猪苓、泽泻、桂枝、泽兰叶。慢性肠炎，腹痛下利、脉沉而迟、苔白，属脾肾阳虚者，本方加党参、炙草、炒薏仁，并以干姜易生姜。伴有五更泻者，加补骨脂、五味子。慢性胃炎，胃痛欲呕、时吐涎沫、畏寒喜暖、手足清冷、脉沉弱、舌淡苔白滑，属脾胃阳虚者，本方加党参、吴茱萸、大枣、砂仁。慢性气管炎，久咳不已，甚则喘息、痰多稀白、白苔水滑、脉沉弦，属阳虚水寒射肺者，本方加五味子、细辛、款冬花，以干姜易生姜。"

【案例】

1.聂惠民医案：陈某某，女，成年。患风湿心脏病20多年，反复发生心力衰竭，经治不效。近日心力衰竭为重，症见心悸心慌、胸脘堵闷、咳喘并作，时见腹中隐痛，恶心欲吐，腹泻稀便，日行四五次，下肢浮肿，按之凹陷，小便短少，脉短促，苔白滑润；心律不齐，率110次/分，心前区可闻双期杂音；两肺散在湿啰音；腹膨隆，腹水（±）；肝大肋下3厘米，脾未扪及。服地高辛及双氢克尿塞等利尿药治疗，但尿量不多，浮肿明显，中医辨证属阳虚水泛证，遵温阳化气行水法治之。方用真武汤加人参、泽兰叶，治疗两周，药后尿量增多，诸症有改善。摘自：《三订聂氏伤寒学》

2.刘渡舟医案：郝某，男，30岁。夏月行房事后，因觉燥热而饮凉啤酒近一升，至黎明时忽觉少腹疼痛拘急，不一会疼痛加剧，四肢头面冷汗淋漓，其妻陪同急请中医诊治。其人面色苍白，询知小便短少色清。两手脉皆沉，尺部脉尤甚，舌苔白润。此乃少阴阳虚寒证，水邪不化为病。处方：附子12g，生姜12g，茯苓15g，白术10g，白芍10g。服药1剂而安。摘自：《经方临证指南》

3.黄文政医案：某男，59岁，退休工人。2014年6月10日初诊。双下肢水肿间作5年，加重10天。既往高血压病、2型糖尿病、冠状动脉粥样硬化性心脏病，曾急性发作心肌梗死，行冠脉支架植入术。5年前无明显诱因双下肢水肿，于天津市武警医院诊断为"慢性肾功能衰竭"，经利尿消肿、保护肾功能等治疗有所好转。后因劳累、久立等诱因反复出现。10天前因劳累双下肢水肿加重，伴胸闷憋气。刻诊：周身乏力，心悸，胸闷憋气，夜间不能平卧，纳可，夜寐欠安，双下肢沉重感，双下肢高度水肿，指压痕（+++），小便利，24h尿量约1500ml，大便秘结，日一行，舌淡暗苔少，脉沉细。查尿常规：尿蛋白2+，尿葡萄糖+-，尿隐血阴性。生化全项：肌酐：367.0μmol/L，尿素：17.1lmmol/L。24h尿蛋白定量：12.126g/24h。中医诊断：水肿（阴水），辨为脾肾亏虚，温补肾阳为主，汤剂处方：红参15g，制黑附片（先煎）10g，麦冬15g，丹参、茯苓各30g，生白术、白芍各15g，生姜3片，1剂/天，水煎200ml，早晚口服。2014年6月13日二诊，3剂后，小便量较前增多，24h尿量约2300ml，胸闷憋气、心悸等逐渐好转，夜间尚能平卧，双下肢仍水肿，较前好转，指压痕（+），舌淡暗，苔薄白，脉沉细，右尺弱小，治以温阳益气，利水泄浊，调整处方：红参15g，制黑附片（先煎）10g，麦冬15g，丹参、茯苓各30g，生白术、白芍各15g，川芎10g，葶苈子30g，菖蒲、猪苓各15g，1剂/天，水煎200ml，早晚口服。7剂后，周身乏力改善，偶有胸闷憋气，夜间可平卧，寐安，双下肢沉重感减轻，水肿明显好转，指压痕（+-），舌淡，苔薄黄，脉沉有力。摘自：徐瑶琪，赵菁莉.黄文政真武汤治疗水肿（阴水）验案1则［J］.实用中医内科杂志，2017，31（1）：7-8.

炙甘草汤证

【原文】伤寒脉结代、心动悸,炙甘草汤主之。(177)

甘草四两(炙),生姜三两(切),人参二两,生地黄一斤,桂枝三两(去皮),阿胶二两,麦门冬半升(去心),麻仁半升,大枣三十枚(擘),上九味,以清酒七升,水八升,先煮八味,取三升,去滓,内胶烊消尽,温服一升,日三服。一名复脉汤。

【释义】外感伤寒,本当出现恶寒、发热、脉浮等表证。今患者出现脉结代、心动悸,则为病家平素心阴阳不足,感受外邪后,正气更伤,心阴不足,心失所养,心阳不足,心无所主,故见心动悸。心阳虚鼓动无力,心阴虚脉道不充,则脉结代。结代脉,是脉律不齐伴有歇止的脉象。治以炙甘草汤滋阴养血,通阳复脉。

【临床应用】

1.《千金翼方》:治虚劳不足,汗出而闷,脉结心悸,行动如常,不出百日危急者。

2.《外台秘要》:治肺痿涎唾多出血,心中温温液液者。

3.《张氏医通》:治酒色过度,虚劳少血液,液内耗心火自炎,致令燥热乘肺,咯唾脓血,上气涎潮,其咳连续不已者。

4.《医醇剩义》：炙甘草，治诸虚劳不足，汗出而闷。

5.吴鞠通在炙甘草汤基础上化裁为加减复脉汤，一、二、三甲复脉汤，大定风珠等，使本方成为治疗温病后期的主要方剂。

6.聂惠民经验："本方药物的用量是取效的关键，临证时必须注意。如炙甘草、生地、大枣的用量一定要突出。同时阴药的用量要大，而阳药的用量要小于阴药。气虚明显者，加黄芪；阴虚明显而火旺者，桂、姜宜减量或去之，可加玉竹、川连、五味子、枸杞子；余毒未清的低热缠绵者，加玄参、鳖甲、青蒿、忍冬藤；心阳欲脱，症见汗出肢冷，脉微弱者，加附子、龙骨、牡蛎、五味子；挟血瘀，心前区有刺痛，舌紫或瘀点，脉涩者，加三七、桃仁、红花、郁金之类；挟痰湿，舌苔白滑而腻者，可加瓜蒌、法半夏之类；水肿者，加茯苓、泽泻、车前子；便溏者，去麻仁加茯苓、白术。"

7.运用本方的辨证要点为心动悸，脉结代。临床上倍加茯苓，既可宁心，亦可避其肿满；可酌加酸枣仁、柏子仁，以增强其养心安神定悸之力；或加龙骨、牡蛎以重镇安神。现代临床主要应用于各种心脏病所引起的心律失常、房室传导阻滞、病窦综合征以及植物神经功能紊乱所致的心悸、胸闷、气短、脉结代者，亦用于阴血虚少而致的心悸失眠，还有用于消化性溃疡、萎缩性胃炎等。

【案例】

1.聂惠民医案：历某，男，75岁。2001年1月初诊。患高血压病七八年，服降压药维持。近日血压不隐，时有升高，170～140/100～90mmHg。胸闷气短，心悸心慌，心跳出现间歇，头晕耳鸣，腰膝酸软无力，睡卧不安，饮食尚可，二便如常，病已一月，服药治疗，症状改善不佳。舌质黯、舌尖红、苔薄，脉弦略数而结，脉率90次/分。心电图提示：室性早搏，大致正常心电图。临床诊断：高血压、心律失常。中医辨证：肾虚肝旺，阴阳两虚，气血郁滞，心失所养，而致心动悸，脉见结代，治以通经复脉、养心潜阳。拟炙甘草汤加炒枣仁、瓜蒌皮、生龙骨、生牡蛎、菊花。7剂，水煎温服，药后证减，继服7剂，结脉消失，守方调治而安。摘自：《三订聂氏伤寒学》

2.罗谦甫医案：一人年五十余，中气本弱。至元庚辰，六月中病伤寒八九日。医见其热甚，以凉剂下之，又食梨三四枚，痛伤脾胃，四肢冷，时昏愦。罗诊之，其脉动而中有时自还，乃结脉也。心亦悸动，吃噫不绝，色变青黄，精神减少，目不欲开，蜷卧恶人语，以炙甘草汤治之。成无己云：补可去弱，人参、大枣之甘，以补不足之气；桂枝、生姜之辛，以益正气；五脏痿弱，荣卫涸流，湿剂所以润之，故用麻仁、阿胶、麦门冬、地黄之甘，润经养血，复脉通心是也。加桂枝、人参急扶正气，生地黄减半，恐伤阳气。剉一两剂服之，不效。罗再思脉病对，莫非药陈腐而不效乎？再于市铺选尝气味厚者，再煎服之，其病减半，再服而愈。摘自：《名医类案》

3.曹颖甫医案：律师姚建，现住小西门外大兴街，尝来请诊，眠食无恙，按其脉结代，约十余至一停，或二三十至一停不等，又以事繁，心常跳跃不宁，此仲师所谓"心动悸,脉结代,炙甘草汤主之"之证是也,因书经方与之:炙甘草12g,生姜9g,桂枝9g,潞党参6g,生地30g,真阿胶6g(烊冲),麦冬12g,麻仁12g,大枣4枚。服10余剂而瘥。摘自:《经方实验录》

大陷胸汤证

【原文】太阳病,脉浮而动数,浮则为风,数则为热,动则为痛,数则为虚;头痛发热,微盗汗出,而反恶寒者,表未解也。医反下之,动数变迟,膈内拒痛,胃中空虚,客气动膈,短气躁烦,心中懊憹,阳气内陷,心下因硬,则为结胸,大陷胸汤主之。若不结胸,但头汗出,余处无汗,剂颈而还,小便不利,身必发黄。(134)

大黄六两(去皮),芒硝一升,甘遂一钱匕,上三味,以水六升,先煮大黄,取二升,去滓;内芒硝,煮一两沸;内甘遂末,温服一升。得快利,止后服。

【原文】伤寒六七日,结胸热实,脉沉而紧,心下痛,按之石硬者,大陷胸汤主之。(135)

【释义】134条:太阳表证未解,浮主风邪在表,数主有热。阳热尚未与有形实邪相结,故又称"数则为虚"。风邪在表,可见身体疼痛之症。头痛发热而恶寒,说明表未解也。盗汗乃是由于营卫不和所致。表证不解,本不当下。下后邪气内陷化热,热与水结于胸膈,阻滞气血运行,故脉由动数变为迟,但必迟而有力。水热互结,阻滞胸脘部气机,不通则痛。因误下后胃中空虚,邪气乘虚而犯胸膈。邪阻胸中,气机不利,故见短气。邪热内扰,心神不安,故其人烦躁,甚则懊憹不安。表邪入里化热,热与水结之势已成，故见心下硬痛之结胸主症。治宜泻热逐水，方用大陷胸汤。太阳病误下可形成结胸证，也可因热入中焦与湿邪相合，湿热熏蒸肝胆而形成发黄证。热为阳邪，欲从汗而外越，但因湿性黏腻纠缠而不得宣越，故不能通身出汗，而阳热上蒸，故见"但头汗出，余处无汗，剂颈而还"。湿为阴邪，欲从小便下泄，但湿热郁结，气化不利，故小便不利。热不得越，湿不得泄，湿热郁蒸，故身必发黄。

135条：结胸证可因表证误下而形成，也可不因误治表邪亦入里化热与水相结而成，本条即属后者。因本证是热与水邪互结于胸膈，其病性属热、属实，故云"结胸热实"。"脉沉而紧，心下痛，按之石硬"是大结胸证的三个主症，故有"结胸三症"之称。"脉沉而紧"是热实结胸的典型脉象，脉沉主里，主病水，脉紧主实，主病痛。"心下痛"乃因水热互结于心下膈间，气血阻滞不通所致。"按之石硬"，说明病变部位触之有坚硬之感，反映了患者因疼痛而致腹肌高度紧张，也即疼痛拒按之意。针对结胸水热互结之势，治疗当泻热逐水，方用大陷胸汤。

【临床应用】

1.《伤寒来苏集》：治水肿痢疾之初起者甚捷，然必视其人之壮实者施之，若平素虚弱，或病后不任攻伐者，当念虚虚之祸。

2.《伤寒缵论》：心下怔忡，头汗出无大热者，为水结胸，轻则半夏茯苓汤，重则大陷胸汤加干姜。

3.《医学衷中参西录》：赭遂攻结汤（生赭石二两，朴硝五钱，干姜二钱，甘遂末一钱五分，药汁送服），治热象不显肠梗阻。

4.运用本方的辨证要点为心下硬满,甚则从心下至少腹硬满而痛,不可触按,短气躁烦,头汗出,大便秘结,日晡小有潮热,口渴不多饮,苔黄腻或黄厚而燥,脉沉紧。临床上若正气不足者,可加桂枝、人参、大枣;若胸中心下结积,饮食不消者,可加瓜蒌实、黄连。现代运用本方可治疗结胸证、痰饮、喘证、急性肠梗阻、急性胰腺炎、急性胆囊炎、化脓性阑尾炎、粘连性肠梗阻、结核性腹膜炎、肠扭转、肠蛔虫致阻塞性肠梗阻等类型疾病,证属邪热与水饮结聚于里者。

【案例】

1.曹颖甫医案:沈家湾陈姓孩年十四,独生子也。其母爱逾掌珠,一日忽得病,邀余出诊。脉洪大,大热,口干,自汗,右足不得伸屈。病属阳明,然口虽渴,终日不欲饮水,胸部如塞,按之似痛,不胀不硬,又类悬饮内痛。大便五日未通。上湿下燥,于此可见。且太阳之湿内入胸膈,与阳明内热同病。不攻其湿痰,燥热焉除?于是遂书大陷胸汤与之:制甘遂4.5g,大黄9g,芒硝6g。返寓后,心殊不安。盖以孩提娇嫩之躯,而予猛烈锐利之剂,倘体不胜任,则咎将谁归?且《伤寒论》中之大陷胸汤证,必心下痞硬而自痛,其甚者或有从心下至少腹硬满而痛不可近为定例。今此证并未见痞硬,不过闷极而塞,况又似小儿积滞之证,并非太阳早下失治所致。事后追思,深悔孟浪。至翌日黎明,即亲往询问。据其母曰:服后大便畅通,燥屎与痰涎先后俱下,今已安适矣。其余诸恙,均各霍然。乃复书一清热之方以肃余邪。嗣后余屡用此方

治愈胸膈有湿痰、肠胃有热结之证，上下双解，辄收奇效。语云：胆欲大而心欲小，于是益信古人之不予欺也！摘自：《经方实验录》

2.刘延良医案：许某，男性，32岁，1996年9月6日初诊。患者3日前干农活时，突然出现上腹部疼痛，时有恶心。在村卫生室给予青霉素静脉滴注，但上腹痛进行性加重，呕吐大量胃液而来诊。患者腹痛恶心，脘腹胀满，不欲饮食，食入即吐，大便多日未行，兼有发热。查体：体温38.5℃，心肺正常，肝脾未及，上腹部压痛，无反跳痛，墨菲氏征（-），麦氏点压痛（-），叩诊上腹部胃区有振水音，舌质红，苔黄腻，脉沉弦。EKG及肝胆胰脾肾B超检查均未见异常。钡餐透视因恶心呕吐及胃内大量潴留液无法进行。诸症合参，证属水热互结于胃脘。即采用禁饮食，插胃管引流等法，并予中药，选用大陷胸汤加味：大黄10g，芒硝15g，姜半夏10g，枳实15g，甘遂3g（研末冲服），速煎1剂，一次鼻饲。1小时后病人连续大便4次，呈水样，腹痛腹胀明显减轻。3小时后拔除胃管作钡餐透视，显示胃黏膜脱垂并幽门完全梗阻。第2天继服上方1剂，甘遂改为2g，分早晚2次口服。服后大便2次，腹胀腹痛进一步减轻，未再呕吐，嘱可进流质饮食，少量多餐。后连服本方10剂，诸症完全消失。再作钡餐透视示胃蠕动正常，无胃黏膜脱垂及幽门梗阻，随访3个月未复发。胃黏膜脱垂属中医痰饮范畴，病有轻重。重者可呈急腹症表现，多为幽门完全性梗阻，轻者多为幽门不完全性梗阻。西医治疗本病多采用禁饮食、胃管引流等办法，这种办法对急性者尚有一定疗效，对慢性者疗效较差。采用中药泻下逐饮，疗效好，疗程短，所用大陷胸汤方中大黄、芒硝通里攻下；枳实、厚朴、半夏降气宽肠；甘遂泻下逐饮。重症呕吐严重者可采用鼻饲法给药，轻症者可直接口服。药证相符，方法得当，即可迅速取效。摘自：刘延良，鲁明彦.大陷胸汤治疗胃黏膜脱垂二则［J］.中国民间疗法，2004，12（1）：54-55.

3.唐凯医案：王某，男，34岁，2000年1月20日急诊入院。自诉3天前因家中琐事而心情不畅，当晚饮酒较多，第2天感觉肛门内有下坠感，胀痛，大便未行，小便黄，未进行治疗，今日感觉症状加重，故来我院就诊。诊时症状同上，肛诊触及截石位3点处直肠内有隆起，压痛（+），肛镜见截石位3点处黏膜充血水肿。实验室检查：WBC：13.0×10^9/L，GRA占70%，LYM占30%。诊断为直肠黏膜下脓肿，给予青霉索钠800万U，日1次静点。2天后病人体温至39℃，疼痛未见减轻，大便至今未行且腹痛明显，于是给予大陷胸汤2剂以泻火通里。方药：大黄10g，芒硝10g，枳实15g，蒲公英20g，地丁20g。服药后疼痛减轻，体温降至正常，大便已通，在原方基础上去枳实、芒硝，又连续2剂，症状消失而痊愈。直肠黏膜脓肿系热结肠道，由大黄、芒硝清热泻火，荡涤肠热，佐以蒲公英、地丁清热以增加疗效，大便通畅热自除。摘自：唐凯，石建民，慕建华.大陷胸汤治疗中医急症三则［J］.吉林中医药，2001（4）：57.

小陷胸汤证

【原文】小结胸病,正在心下,按之则痛,脉浮滑者,小陷汤主之。(138)

黄连一两,半夏半升(洗),栝楼实大者一枚,上三味,以水六升,先煮栝楼,取三升,去滓;内诸药,煮取二升,去滓,分温三服。

【释义】小结胸病的成因与大结胸类似,亦多由表邪入里,或表证误下致邪热内陷,与心下之痰邪相结而成。与大结胸证相比,小结胸证:一则病位小,仅局限于心下胃脘部,故曰"正在心下";二则症状轻,心下硬满,按之则痛,不按不痛。脉浮主热,脉滑主痰、主热,浮滑之脉也揭示了本证属痰热互结且病势轻浅,故称"小结胸病"。另外,根据本证的病机特点,胸膈满闷,咳吐黄痰,恶心呕吐等痰热上逆之症亦可伴见。治宜清热化痰开结,方用小陷胸汤。

【临床应用】

1.《金镜内台方议》:治心下结痛,气喘而闷者。

2.《医方论》:小陷胸汤非但治小结胸,并且通治夹滞时邪,不重不轻,最为重用。

3.《医学入门》:小调中汤(本方加甘草、生姜),善调脾胃,治一切痰水及百般怪病,神效。

4.《张氏医通》：凡咳嗽面赤，胸腹胁常热，惟手足有凉时，其脉洪者，热痰在胸下也，用本方。

5.《伤寒论类方汇参》：应用本方的加减法：若发热潮热客热，加柴胡；热甚加黄芩；口渴加天花粉、干葛，去半夏；干呕加陈皮；胸内闷加枳壳、桔梗；心下痛加枳实；小便少加茯苓；有痰加杏仁；胸中烦热加山栀。

6.聂惠民经验："急慢性胃炎症见胃脘隐痛或胀满闷痛，伴有恶心欲吐、大便秘结、口干舌红、苔淡黄且腻、脉弦滑等，为应用本方的指征。若兼有心烦胸闷者，可合入栀子豉汤，开郁清热除烦；疼痛为甚者，加元胡、川楝子、香附理气止痛；兼肝郁痛引胁下者，可加入柴胡、白芍，解郁止痛；兼恶心呕吐者，可加陈皮、竹茹、生姜等降逆止呕之品；兼嘈杂泛酸者，可加乌贼骨，制酸止痛；兼口干少津（胃酸缺乏）者，可加乌梅、白芍、甘草、麦冬，酸甘化阴而生津。慢性胆囊炎症见脘腹疼痛牵引右胁，时时欲呕，口干且舌苔黄腻，脉弦滑等，属痰热郁结者，以本方合小柴胡汤，加枳实、竹茹。慢性肝炎兼有痰热中阻者，症见胃脘胀满、按之疼痛、苔黄腻、脉弦滑等，小陷胸汤合小柴胡汤加茵陈、栀子取效。急慢性气管炎，咳嗽痰稠，胸痛伴喘，表证未解，属风寒外束，痰热内阻者，本方加杏仁、甘草、麻黄；咳嗽痰稠色黄，胸闷喘急，兼身热者，本方合麻杏石甘汤。口腔中溃疡频发，伴胃脘痞满、口干、便燥者，本方加莲心、麦冬、竹叶。"

7.运用本方的辨证要点为心下痞硬，按之则痛，胸闷喘满，咳吐黄痰，苔黄腻，脉浮滑。

8.现代运用本方可治疗各种类型的咳喘、尘肺并肺部感染、急性肺不张、自发性气胸、急慢性支气管炎、急慢性肺炎、胸膜炎、食道炎、急慢性胃炎、胃溃疡、十二指肠溃疡、胆囊炎、幽门梗阻、抗癌药引起的胃肠反应等疾病,证属痰热互结者。

【案例】

1.聂惠民医案:王某某,女,51岁。1988年12月21日初诊。患慢性胃炎多年,胸脘胀闷,心下痞塞,不按不痛,按之尚有痛感。近日因食油腻之品,而后呕吐一次,口干而渴,胃脘时痛,胀满不舒,小便黄赤,大便不爽,脉浮滑略数,舌苔厚腻,根部淡黄。证属:饮食不节,肠胃乃伤,痰浊内结,郁滞化热而致。治以清热化结,和胃止痛为治,方用小陷胸汤加陈皮、竹茹、枳实、党参、山楂。进药5剂,诸症皆减,偶有隐痛,上方加元胡,继服药7剂而安。摘自:《三订聂氏伤寒学》

2.刘渡舟医案:一老妇人,五十余岁,心下胃脘部疼痛,且痛时有包块鼓起,形如馒头之半,心疑为癌患而甚畏惧,即往医院欲做钡透。在等待做钡透期间,因疼痛加剧不可忍耐,而请中医诊治。脉见弦滑,舌质偏红,苔黄不甚厚,胃脘虽痛但按之不硬,大便不爽,遂辨为小结胸证。服小陷胸2剂后,大便泻下黄涎甚多,痛止而包块消失。后做X线钡餐透视,查无异常。摘自:《伤寒论诠解》

3.伍炳彩医案:患者刘某,女,70岁。咳嗽、气喘10余年,每逢劳累或受凉即发,近半年来出现咳嗽、气喘、胸闷加重。患者端坐呼吸,活动受限,话多则气喘、气短,自觉胸闷有阻塞感,时有心慌咳嗽,咳白色泡沫痰,饮食正常，口唇紫暗，舌尖红，苔黄腻，脉弦滑有力。诊断为哮喘，辨证为湿聚生痰、痰热互结，处以小陷胸汤加味：黄连6g，法半夏10g，栝楼实10g，薤白6g，枳壳10g，桑白皮10g，云茯苓10g，炙甘草6g。服药7剂，一日1剂，一日2次，饭后温服。方中薤白、枳壳，行气以祛痰；桑白皮、云茯苓，利水湿以竭生痰之源。本方中桑白皮配法半夏，有急则治其标之意，以收平喘之功。患者服药7剂后胸闷消失，气喘明显减轻，能够做日常家务活动。摘自：徐美翔，伍建光.伍炳彩运用小陷胸汤医案2则［J］.江西中医药，2016，47（3）：38-39.

大黄黄连泻心汤证

【原文】心下痞,按之濡,其脉关上浮者,大黄黄连泻心汤主之。(154)

大黄二两,黄连一两,上二味,以麻沸汤二升渍之,须臾绞去滓。分温再服。臣亿等看详大黄黄连泻心汤,诸本皆二味,又后附子泻心汤,用大黄、黄连、黄芩、附子,恐是前方中亦有黄芩,后但加附子也。故后云附子泻心汤,云加附子也。

【原文】伤寒大下后复发汗,心下痞、恶寒者,表未解也。不可攻痞,当先解表,表解乃可攻痞;解表宜桂枝汤,攻痞宜大黄黄连泻心汤。(164)

【释义】154条论热痞的证治。"心下痞",是本证的病位及主症,病人自觉胃脘部有堵闷痞塞之感,按之柔软不痛,乃气机痞塞所致,而非痰水实邪结聚。按之濡,是气痞的辨证要点。其脉关上浮,关候中焦,浮主气热,说明无形之热邪壅聚心下。本条述症精炼,既是热邪为病,应兼有心烦、口渴、舌红、苔黄等表现。既属邪热壅聚,治当以泄热消痞之法,大黄黄连泻心汤主之。《伤寒论》载本方仅大黄、黄连两药,林亿等人在方后注中认为"亦有黄芩"。又《千金翼方》云:"此方本有黄芩。"再结合临床实际来看,本方似有黄芩为妥。

164条论热痞兼表的治法。外感表证误用下法，虽经发汗，不但表邪未解，又致表邪入里化热，结于心下，形成热痞兼表证。本条举"恶寒"一症为例，说明表邪陷而未尽，当知尚可有发热、头痛等。如此表里同病，按仲景表兼里实宜先表后里之治则，治宜先解表后治痞，因已经汗下，故不可峻汗，宜与桂枝汤。表解后，复与大黄黄连泻心汤治其热痞。

【临床应用】

1.《千金要方》：大黄黄连泻心汤，即本汤，治心气不足，吐血、衄血。

2.《肘后备急方》：治乳中瘰疬起痛方，大黄、黄连各三两，水五升，煮取一升二合，分三服，得下即愈。

3.《外台秘要》：《集验》疗黄疸，身体面目皆黄，大黄散三味各等份。

4.《太平圣惠方》：治热蒸在内，不得宣散，先心腹胀满气急，然后身面悉黄，名为内黄。

5.《张氏医通》：治噤口痢，有积秽太多、恶气熏蒸者，用大黄黄连泻心汤加木香。

6.《临证指南医案》：凡吐血成盆碗者，服大黄黄连泻心汤最效。

7.聂惠民经验："鼻衄、咯血，用原方药物，麻沸汤渍之，治疗效果良好。口腔溃疡、鹅口疮，用本方加竹叶、生地、甘草、莲心。急性痢疾，本方合白头翁汤加木香、杭芍。胃痛、急慢性胃炎证属郁热者，本方合小陷胸汤加元胡、杭芍。黄疸证属湿热型者，本方合茵陈蒿汤并加柴胡、土茯苓等。高血压症见头晕目眩、面赤气壮、口干且苦，或欲饮水、心下痞满、心烦易怒、便燥难行、脉弦数有力、舌红苔黄等。临床用量为大黄6g，黄连5g，黄芩10g，用麻沸汤浸泡，取汁服用，疗效较捷。"

8.运用本方的辨证要点为心下痞满，按之柔软而不痛不硬，心烦，口渴，小便黄赤，舌红苔黄，脉数或关脉浮。临床上临证使用本方可根据所治病证而采用开水浸泡或水煎法，并随症加味，如热盛者，加石膏、知母、栀子等；毒热盛者，加金银花、连翘、蒲公英等；血热出血者，加生地、丹皮、白茅根、柏叶、三七、蒲黄等。现代运用本方可治疗火热内盛之热痞、胃脘痛、癫狂、便秘以及外科疔疖疮疡等；火热上炎之头痛、眩晕、牙痛、口舌生疮、急性咽炎等；热盛迫血妄行之各种出血证，如吐血、衄血、咯血、便血、子宫出血等；急性胃炎、胆囊炎、三叉神经痛等疾病偏于阳明胃经有热者，以及眼科疾患、皮肤病、亢奋性精神病等属无形邪热壅聚者。

【案例】

1.聂惠民医案：宋某，男，20岁。经常鼻衄，甚则晨起洗脸时稍动就会出血，伴有口干尿赤、便燥等症，脉滑数，舌尖红，中间黄苔。证属心胃火盛，损伤阳络而致。余取大黄6g，黄连6g，黄芩9g。2剂，以麻沸汤浸泡取汁，频服。药后鼻衄得止，数月后未见再发。摘自：《三订聂氏伤寒学》

2.刘渡舟医案：甘肃高寨孙某，60岁。鼻衄如注，心烦不眠，心下痞满，小便发黄，大便不爽，舌质红而苔薄黄，六脉皆数。辨为心胃之火上炎，扰动气血。气不和则心下痞满，血被灼则鼻衄不止。治当泻心清热，则气血自安。处方：生大黄9g，黄连6g，黄芩6g。用滚汤浸药片刻，饮一碗，而衄痞皆愈。摘自：《新编伤寒论类方》

附子泻心汤证

【原文】 心下痞,而复恶寒汗出者,附子泻心汤主之。(155)

大黄二两,黄连一两,黄芩一两,附子一枚(炮,去皮破,别煮取汁),上四味,切三味,以麻沸汤二升渍之,须臾绞去滓,内附子汁,分温再服。

【释义】 本条紧接154条,论热痞兼表阳虚的证治。心下痞亦属气痞。恶寒汗出,是表阳虚。阳虚失温则恶寒,卫外不固则汗出。本条恶寒汗出,类似表证未解,但表证的恶寒,多伴发热一症。现仅恶寒而无发热,且与汗出并见,并且承接上条热痞论治,已无表证可言,故恶寒汗出属卫阳之虚无疑。治当泻热消痞,扶阳固表,附子泻心汤主之。

【临床应用】

1.《此事难知》:其人病身热而烦躁不宁,大小便自利,其脉浮濡而无力,按之全无者,附子泻心汤主之。

2.《张氏医通》:此方治寒热不和,胁下痞结。

3.《类聚方广义》:老人停食瞀闷昏倒,不省人事、心下满、四肢厥冷、面无血色、额上冷汗、脉伏如绝,其状仿似中风者,谓之饮郁食厥,宜附子泻心汤。

4.聂惠民经验:"慢性结肠炎:寒热错杂者,加炒白术、木香、茯苓；若兼脾虚者，加党参、甘草；若久利者，加五味子。慢性胃炎，症见心下痞满而痛，畏寒喜暖，舌红苔淡黄，呈现寒热错杂之象，本方去大黄，加乌药、元胡；若两胁窜痛者加柴胡、枳壳；呕逆不能食，加旋覆花、白蔻仁；气虚乏力加黄芪、山药、党参。"

5.运用本方的辨证要点为心下痞，按之濡，心烦口渴，恶寒汗出，舌红苔黄，脉微数。临床上加桃仁、丹皮，以活血化瘀；加败酱草散，以消脓肿解热毒。现代运用本方可治疗血证（吐血、便血等）、胃脘痛、上消化道出血、胃及十二指肠溃疡、肠炎、结肠炎、慢性痢疾、复发性口疮、高血压病、脑血管意外、血管神经性头痛等证属邪热内壅兼阳虚者。

【案例】

1.姜元安医案：李某，男，30岁。素有胃病。胃脘痞胀，胃中嘈杂如火烧灼，心烦不寐，口腔内黏膜及舌体溃烂，全是一派心胃火热之象。舌质反而淡嫩有齿痕，苔薄白。再询其证，尚有周身乏力，时时畏寒，精神不振，性欲淡漠，纳谷不香，大便稀溏等。切其脉弦而滑。证有寒热，俱非虚假，当以清火温阳之法治疗。制附子10g（另包单煎），大黄、黄连、黄芩各6g（沸水泡渍）和汁兑服，6剂。药后胃脘痞胀及烧灼感均消，口疮愈合。但仍畏寒，大便每日2～3次，续上方加大附子剂量为15g，又服3剂后，精神大振，体力增加，大便转常，诸症随之而安。摘自：《经方临证指南》

2.刘渡舟医案：宋某，男，48岁。患腰以上汗出而心烦，但腰以下无汗而发凉。伴遗精，阴部发冷，阴茎回缩，大便稀溏，每日1次。舌质黯红，脉沉滑。此属阴阳不和，上下水火不相交济，治宜清上温下，交通心肾阴阳水火。制附子10g（水煎煮），大黄、黄连、黄芩各6g（沸水泡渍）。上药和汁兑服，2剂。服药后大便每日2～3次，但不稀溏，下肢已由凉转温，汗出心烦止，梦遗、阴缩消，只有阴部仍然有凉冷的感觉。舌边尖红，脉沉。这是属于火热邪气已清，但阳气尚未遍达周身之象，再投以四逆散原方3剂而愈。摘自：《经方临证指南》

3.俞长荣医案：郑某，男，36岁。因操劳过度，忽然口吐鲜血，吐血后畏寒，胸中痞闷，足胫冷，面色赤，脉浮芤，显系心火上炎，形成上热自热、下寒自寒现象。现吐血未止，急则治标，以"釜底抽薪"法，但病者尚有畏寒感觉，虑及阳虚，遂决定先以附子泻心汤，以三黄泻心火，使热下行，附子固护阳气，处方：大黄9g，黄芩6g，黄连9g，附子6g。次日复诊，血止，胸痞解除，但全身发热，心悸，脉转弦细，此乃大出血之虚热。拟清余热、交心肾法，与黄连阿胶汤2剂后，热退，脉弦沉细，心悸未除，精神疲倦。嗣以归脾汤去木香、龙眼肉，加胶饴60g，服2剂而愈。摘自：《伤寒论汇要分析》

半夏泻心汤证

【原文】伤寒五六日，呕而发热者，柴胡汤证具，而以他药下之，柴胡证仍在者，复与柴胡汤。此虽已下之，不为逆，必蒸蒸而振，却发热汗出而解。若心下满而硬痛者，此为结胸也，大陷胸汤主之；但满而不痛者，此为痞，柴胡不中与之，宜半夏泻心汤。（149）

半夏半升（洗），黄芩、干姜、人参、甘草（炙）各三两，黄连一两，大枣十二枚（擘），上七味，以水一斗，煮取六升，去滓，再煎取三升，温服一升，日三服。

【释义】伤寒五六日，出现"呕而发热"者，是外邪已入少阳，属小柴胡汤的适应证。医者不识，以他药误下，可出现以下三种转归：第一、虽经误下，但病情未变，小柴胡汤证仍在，故仍可与小柴胡汤。只因先前误下有所伤正，药后正气得药力之助，奋起与邪交争激烈，可出现蒸蒸发热、振栗作汗的情况，其病邪可随战汗而解。第二、误下后，邪热内陷，邪热与痰水互结，则形成心下满而硬痛的大结胸证，治以大陷胸汤。第三、若邪陷心下，胃气呆滞，湿浊壅聚，则形成痞证。治当辛开苦降，和胃消痞，治以半夏泻心汤。

本条叙症过简，参考生姜、甘草泻心汤证及《金匮要略·呕吐哕下利病脉证治》"呕而肠鸣，心下痞者，半夏泻心汤主之"，本证应有呕吐、肠鸣、下利诸症。

【临床应用】

1.《千金要方》：治老小下利，水谷不消，肠中雷鸣，心下痞满，干呕不安。煮法后云：并治霍乱，若寒加附子一枚；渴加栝楼根二两；呕加橘皮一两；痛加当归一两；客热以生姜代干姜。

2.《伤寒指掌》：暑湿伤胃，凡身热，中焦痞满，不饮，不纳，二便不爽，此暑热伤中焦气分，热痰犯胃所致，宜辛开苦泄，半夏泻心汤去甘草、干姜，加杏仁、枳实。

3.聂惠民经验："胃脘痛，症见心下痞满、时时呕逆、大便稀溏、肠鸣不适、苔薄白或淡黄，脉沉弦，为使用本方的基本症状。加减方法：若兼痰热内结者，加全栝楼；若兼内热便燥，加大黄；若兼气郁，则加柴胡；若兼胀，消化不良，加枳壳、神曲、麦芽；若下利为甚，稀便日行三四次者，加炒薏仁、茯苓；若呕逆为重，加陈皮、竹茹、茯苓；若兼疼痛，加元胡、郁金；若兼暑湿，加藿香、佩兰叶。急慢性肠炎、慢性结肠炎、顽固性腹泻，属寒热错杂者宜本方，若下利重者，加茯苓、炒白术。小儿秋季腹泻，腹泻日数行，消化不良，属寒热错杂者，宜本方加茯苓、马齿苋、焦三仙。"

4.疏郁泻心汤：半夏泻心汤与四逆散合方。主治肝气不舒，郁而化热，影响脾胃，中焦寒热失和。症见心下痞闷，胸胁胀满，时微呕逆，不思饮食，大便失调，脉弦等。本方具有疏肝解郁、调和脾胃之功效。用于治疗各种情志不遂所引起的消化系统疾患。

5.宣肺泻心汤：半夏泻心汤加桔梗、贝母、百部，主治中焦脾胃失和，运化失司，湿聚成痰，痰壅气滞，肺失肃降。症见心下痞满，咳嗽短气，食少痰多，大便不调，苔腻，脉滑等，本方具有调和脾胃、宣肺化痰之功效。用于治疗慢性气管炎、支气管哮喘等。

6.升清泻心汤：半夏泻心汤合痛泻要方。主治肝脾不和，中焦寒热错杂，脾虚气陷。症见心下痞满，大便泄泻，肠鸣腹痛，食少呕逆，苔白脉弦等。本方具有疏肝补脾、调和肠胃、升清止泻之功效。用于治疗各种急慢性肠炎具有上述证候者。

7.开胃泻心汤：半夏泻心汤加鸡内金、炒薏仁。主治饮食不节，食积停滞。症见胸脘痞满，嗳腐吞酸，厌食纳呆，肠鸣便溏，脉滑等。本方具有调和脾胃、消滞化积之功。适用于急慢性胃炎及小儿脾胃不和所致的消化不良等疾患。

8.宽胸泻心汤：半夏泻心汤与小陷胸汤合方。主治脾胃不和，痰热内结，中焦气机不畅。症见胸脘痞闷，按之则痛，吐痰黄稠，厌食纳呆，肠鸣便滞，脉浮滑，苔黄腻等。本方具有调和脾胃、清热化痰、宽胸散结之功效，用于治疗慢性胃炎、慢性支气管炎病证相符者。

9.化浊泻心汤：半夏泻心汤加藿香、佩兰、厚朴。主治外感着湿或脾胃不和所引起的湿浊内阻，气机不利。症见胸脘满闷，头重身倦，恶心呕逆，肠鸣泄泻，苔腻，脉濡等。本方具有理气和中、芳化湿浊、和胃悦脾之功效。用于治疗胃肠型感冒、急慢性胃肠炎具有上述证候者。

10.降逆泻心汤：半夏泻心汤如旋覆花、苏子。主治脾胃不和，痰浊上逆，或土虚木乘，肝气犯胃，痰气交阻。症见心下痞硬，噫气不除，反胃呕吐，苔白滑，脉弦而虚等。本方具有调和脾胃、疏肝利肺、降逆化痰之功效。适用于神经性反胃、胃肠神经官能症、幽门不完全梗阻等具有上述证候者。

11.散痛泻心汤：半夏泻心汤加元胡、佛手片。主治中焦寒热失和，气机壅滞，经脉气血运行不畅而致的痞满痛疼之证。症见心下痞满而痛，厌食纳呆，嘈杂心烦，大便不调，舌暗淡，脉弦等。本方具有调和脾胃、行气止痛之功效。对于各种胃炎、胃溃疡、十二指肠溃疡等出现的胃脘部痛疼，证属寒热错杂者，均有良效。

【案例】

1.聂惠民医案：徐某，男，56岁。1998年7月3日初诊。慢性腹泻30余年，时轻时重，每日2～3行，甚则7～8行，腹部胀满疼痛，腹部怕冷，遇寒则泻，伴有胃脘不适，时有泛酸。近日腹泻2～3行，腹痛则泻，泻后痛减。以抗生素及中药治疗，其效不显。舌尖略红，苔淡黄，脉沉弦，证属寒热错杂于中，脾胃升降失职，兼有肝木乘脾，治宜解郁健脾和胃，采用半夏泻心汤加炒白术、杭白芍、茯苓。7剂，水煎温服，诸症皆减，守方调治月余，泻痛皆愈。摘自：《三订聂氏伤寒学》

2.刘渡舟医案：张某，男，素嗜酒。1969年发现呕吐，心下痞闷，大便每日两三次而不成形。经多方治疗，效不显。其脉弦滑，舌苔白，辨为酒湿伤胃，郁而生痰，痰浊为邪，胃气复虚，影响升降之机，则上见呕吐，中见痞满，下见腹泻。治以和胃降逆、祛痰消痞为主。拟方：半夏12g，干姜6g，黄芩6g，黄连6g，党参9g，炙甘草9g，大枣7枚。服1剂，大便泻下白色胶涎甚多，呕吐十去其七。又服1剂，则痞利皆减。凡4剂痊愈。摘自：《新编伤寒论类方》

生姜泻心汤证

【原文】伤寒汗出解之后,胃中不和,心下痞硬,干噫食臭,胁下有水气,腹中雷鸣下利者,生姜泻心汤主之。(157)

生姜四两(切),甘草三两(炙),人参三两,干姜一两,黄芩三两,半夏半升(洗),黄连一两,大枣十二枚(擘),上八味,以水一斗,煮取六升,去滓,再煎取三升。温服一升,日三服。

【释义】伤寒汗后表邪虽解,但因素体脾胃气弱,胃气呆滞,脾不运化,湿浊壅聚,形成痞硬之证。因按之不痛,故仍与结胸有别。饮食不消则作腐,胃气不降则上逆,故见"干噫食臭"。"胁下有水气"既言病机,提示本证有水饮内停中焦;又言症状,即胃脘两侧之胁下有水气相搏之辘辘作响,故见"腹中雷鸣"。脾胃虚弱,清气不升,加之水走大肠,则见"下利"。由于本证水气过重,故治在和胃泻心消痞的基础上,兼宣散水气,以生姜泻心汤主之。

【临床应用】运用本方的辨证要点为心下痞硬,按之不痛,噫气带有食臭味,肠鸣,泄利,或见下肢浮肿,小便不利等症,舌淡苔白或黄,多滑腻,脉弦滑,关弱稍沉,或濡数。现代运用本方可治疗急慢性胃肠炎、胃炎、胃溃疡、幽门梗阻、胃及十二指肠溃疡、胃下垂、妊娠呕吐、胃肠功能紊乱等证属胃中不和，寒热错杂，兼水饮食滞或湿热蕴结者。常有加减变化如下：若兼疼痛者，加香附、元胡；若兼有反酸者，加煅瓦楞；若兼有小便不利者，加茯苓、猪苓、车前子等；兼有消化迟呆、饮食懒进者，加山楂、鸡内金、藿梗等；若兼胀满甚者，加厚朴、大腹皮；若兼中气不足、水停中脘者，加茯苓、桂枝，或合入茯苓甘草汤为佳；若兼气虚者，加黄芪；若兼呕吐者，加茯苓、竹茹、陈皮；若兼下利甚者，加白术、炒薏仁。

【案例】

1.萧伯章医案：高等检察厅书记潘某，初患头痛，往来寒热，余以小柴胡汤愈之，已逾旬矣，后复得疾，诸医杂治益剧，延诊时，云：胸中痞满，欲呕不呕，大便溏泻，腹中水奔作响，脉之紧而数。正疏生姜泻心汤，旁有少年谓：黄连黄芩凉药，干姜生姜热药，人参补药，何一方混杂乃尔。余曰：方出伤寒，仲景名言胃中不和，心下痞硬，干噫食臭，腹中雷鸣，下利者，生姜泻心汤主之。吾乃照录原方，毫无加减，既患寒热错杂之症，必用寒热错杂之药，其人语塞而退。已而一剂知，二剂愈。阅日复延诊，其人从旁笑谢曰："日前轻慢气怒，以今之古方之不可思议也。"余笑领之而去。摘自：《遯园医案》

2.聂惠民医案：孙某，男，50岁，干部。1988年10月初诊。素患慢性胃炎、胃下垂七八年，近日因饮食不节，而致心下痞满，自觉有物阻于其中，气上下不行，且重似铅块，稍动则有水声，呕逆欲吐，不欲进食，食后胀甚，嗳气腐臭味重，口干不欲饮水，伴有下利日二三次，若进食荤腻之物，则诸症加重。舌苔白腻、舌尖略红，脉沉弦，腹软，心窝部有振水声。证属寒热错杂，痞塞于中，水饮不化而成，治当和胃散饮，宗生姜泻心汤化裁，处方：生姜15g，法半夏10g，党参12g，干姜5g，黄芩5g，黄连5g，炙甘草6g，大枣7枚，内金10g，茯苓12g，川朴10g。水煎温服。进药6剂，利止胀轻，守方继进，调治3周，诸症消失。摘自：《三订聂氏伤寒学》

3.刘渡舟医案：潘某，女，49岁，湖北潜江人。主诉心下痞塞，当胃脘处高起如鸡卵大小，噫气频作，呕吐酸苦，大便溏稀，肠鸣辘辘，饮食少思。查其人体胖，面浮肿，色青黄而不泽；视其心下隆起一包，按之则没，抬手则起。六脉滑而无力，舌苔水滑。辨为脾胃之气不和，以致升降失序，中挟水饮，故而成痞。气聚不达则心下隆起，然按之无物，但气痞耳，故按之则消。为疏生姜泻心汤加茯苓，连服8剂，痞消包平而愈。摘自：《新编伤寒论类方》

甘草泻心汤证

【原文】伤寒中风，医反下之，其人下利日数十行，谷不化，腹中雷鸣，心下痞硬而满，干呕心烦不得安。医见心下痞，谓病不尽，复下之，其痞益甚。此非结热，但以胃中虚，客气上逆，故使硬也。甘草泻心汤主之。（158）

甘草四两（炙），黄芩三两，干姜三两，半夏半升（洗），大枣十二枚（擘），黄连一两，上六味，以水一斗，煮取六升，去滓；再煎取三升。温服一升，日三服。臣亿等谨按：上生姜泻心汤法，本云理中人参黄芩汤。今详泻心以疗痞，痞气因发阴而生，是半夏、生姜、甘草泻心三方，皆本于理中也。其方必各有人参。今甘草泻心中无者，脱落之也。又按《千金》并《外台秘要》，治伤寒𧏾食用此方皆有人参，知脱落无疑。

【释义】伤寒或中风，病结在表，本当以汗法，"医反下之"，强调下伤脾胃，以致脾胃气虚，湿浊中阻，气机痞塞，升降失常，而见心下痞硬、呕吐、下利、心烦等症。"其人下利日数十行"且"谷不化"，是本证的重点，说明脾胃气虚的程度很重。本条又强调心下痞硬，非邪热与有形之邪相结，故曰"此非结热，但以胃中虚，客气上逆，故使硬也。"若误用攻下，势必更伤脾胃之气。脾愈虚则气愈滞，所以"其痞益甚"。总之，本证的特点是因脾胃虚甚，下利急迫，治当在泻心消痞的基础上，补中和胃，缓急止利，甘草泻心汤主之。宋版《伤寒论》原书中本方无人参，当属传抄脱漏。因半夏泻心汤与生姜泻心汤均有人参，考《金匮》《千金》《外台》等本方中亦有人参，且本证又是三痞硬证中正气最虚者，故必具人参无疑。

【临床应用】

1.《金匮要略》：本方主治狐惑病。

2.《千金要方》：甘草泻心汤，治妇人霍乱，呕逆，吐涎沫，医反下之，心下即痞，当先治其涎沫，可服小青龙汤。涎沫止，次治其痞，可与此方。

3.《伤寒六书》：治动气在上，下之则腹满、心痞、头眩者，宜甘草泻心汤。

4.《张氏医通》：治痢不纳食，俗名噤口痢，如因邪留胃中，胃气不伏而不宣，脾气因而涩滞者，香、连、枳、朴、橘红、茯苓之属；热毒冲心，头疼心烦、呕而不食、手足温暖者，甘草泻心汤去大枣易生姜。

5.《类聚方广义》：慢惊风有宜此方者。

6.聂惠民经验："慢性腹泻心下痞满者，用本方加茯苓、煨葛根；若兼腹痛者，加元胡、白芍；若兼消化不良者，加炒神曲、鸡内金；若兼舌苔厚腻湿浊为重者，加藿香、佩兰叶。慢性胃炎症见心下痞满，腹胀，疼痛，大便稀溏日行数次，纳呆，呕逆者，宜本方加白术；若疼痛明显加香附、乌药；若呕逆甚，加茯苓；气虚甚，加黄芪、参、枣重用。复发性口腔溃疡，反复发作，彼伏此发溃疡疼痛者，本方加莲心、竹叶。"

7.运用本方的辨证要点为心下痞满而硬,心烦呕逆,肠鸣,下利频作,而见不消化食物,舌苔或白或黄多滑腻,脉濡或弦缓。临床上加白芍、川椒,可治胃肠神经官能症。现代运用本方可治疗胃及十二指肠溃疡、急慢性肠炎、肠道易激综合征、慢性胰腺炎等消化系统疾病,证属寒热错杂,虚实并见者。根据《金匮要略》用本方治疗狐惑病,现代用于治疗各种皮肤黏膜糜烂或溃疡等病症,如白塞氏综合征、淋病、尖锐湿疣、口腔溃疡、慢性咽炎、药物过敏反应等疾病。

【案例】

1.聂惠民医案:张某,女,30岁。2006年9月14日初诊。患腹泻2年多,病始于饮食不洁,急性肠炎治愈后,消化不良,每遇食不慎则腹泻,某院诊为慢性腹泻、消化功能紊乱。经中西药治疗清热止利,温中健脾,多方求医,收效均不如意,迁延日久不愈,特赴京求治。近日食物不调,腹泻加重,便次渐增,大便稀溏,每日3~5次,甚则七八行,便中挟有不消化食物,腹中肠鸣,心下痞闷,消化滞慢,气逆欲呕,纳谷甚少,伴有隐痛,畏寒口臭,倦怠乏力,体质消瘦,面色黄暗少华,脉沉细略弦,苔薄白根部淡黄略腻。中医辨证:寒热错杂,脾胃不和,运化失职而致腹泻完谷。治当寒温降逆、和中止利,宗甘草泻心汤化裁。处方:炙甘草10g,党参20g,法半夏10g,干姜10g,黄连3g,黄芩6g,炒白术15g,茯苓15g,炒薏仁30g,佩兰叶10g,砂仁6g,大枣7枚。予药7剂,水煎温服。2006年9月21日复诊,服上方后,大便成形,消化好转,呕逆亦减,时有肠鸣,苔退,脉沉弦细,原方加炒神曲、苏梗,

继服14剂，大便如常，食纳转佳，继调理脾胃而愈。摘自：《三订聂氏伤寒学》

2.刘渡舟医案：郑某，女，32岁。其症上则口腔经常糜烂作痛，而不易愈合；下则前阴黏膜溃破，既痛且痒；中则心下痞满，饮食乏味。切其脉弦而无力，舌有薄白之苔，颊部黏膜溃烂成疮。问其小便尚称正常，唯大便每日2次而成形，辨为脾虚不运，升降失常，气痞于中，而又挟有慝毒之害。治宜健脾调中，兼解虫毒。处方：炙甘草12g，黄芩9g，人参9g，干姜9g，黄连6g，半夏10g，大枣7枚。此方共服10数剂，而诸症逐渐得瘳。摘自：《新编伤寒论类方》

旋覆代赭汤证

【原文】伤寒发汗，若吐、若下，解后，心下痞硬，噫气不除者，旋覆代赭汤主之。（161）

旋覆花三两，人参二两，生姜五两，代赭一两，甘草三两（炙），半夏半升（洗），大枣十二枚（擘），上七味，以水一斗，煮取六升，去滓，再煎取三升。温服一升，日三服。

【释义】伤寒汗吐下后，表证虽解，中气已伤，运化失职，痰浊壅滞，则心下痞硬；胃气上逆，则噫气不除。本证气逆为重点，噫气为主症。故应与泻心汤证鉴别。本证因脾胃受损，痰浊内生，肝气横逆，而无寒热错杂，故其主症是肝胃气逆的噫气不止而不是心下痞硬，虽噫气而无食臭，亦无肠鸣下利，故以旋覆代赭汤和胃化痰、镇肝降逆为治。

【临床应用】

1.《类证活人书》：有旋覆代赭汤证，其人或咳逆气虚者，先服四逆汤；胃中寒者，先服理中丸，再服本方为良。

2.《伤寒论三注》：本方治反胃噎食、气逆不降者，靡不神效。

3.《医学纲目》：本方治呕吐之证，大便秘结者。

4.《伤寒附翼》：旋覆半夏作汤，调代赭末，治顽痰结于胸膈，或涎沫上涌者最佳，挟虚者加人参甚效。

5.《医学衷中参西录》：参赭培气汤，即本方去生姜、甘草、大枣，加知母、天门冬、当归、苁蓉、柿饼霜，治膈食、吞咽梗噎不顺、饮食不下者。

6.《伤寒论集注》引录《汉药神效方》北山友松曰：呕逆诸治无效者，及不能服诸呕吐药者，投以旋覆代赭汤有效。

7.聂惠民经验："慢性胃炎兼疼痛者，加郁金、香附、元胡；兼胀甚者，加炒枳壳；兼纳差者，加山楂、神曲、内金；兼痰多湿重者，加茯苓、陈皮、薏苡仁。梅核气，加柴胡、川朴、苏子；若兼胸闷心烦者，加栀子、豆豉；若兼不寐者，加龙骨、牡蛎等；若兼血瘀者，加白梅花、赤芍、当归等。噎膈，吞咽障碍，胸前不适，如食道炎、贲门失弛缓症，以本方加栝楼皮、杭芍、炒枳壳。呃逆、嗳气、呕逆频作（包括膈肌痉挛），心下痞满者，宜本方加川朴、麦芽、苏子。妊娠呕吐，忌用旋覆代赭石汤，因代赭石重镇，有损胎气。"

8.运用本方的辨证要点为频频嗳气，上腹部痞满，按之紧硬而不痛，纳差，或见呃逆、呕吐，舌苔白腻或厚腻，脉缓或滑。临床上如兼热者，加黄芩、黄连、竹茹；寒甚者，加干姜、吴茱萸、丁香、柿蒂；痰多者，加茯苓、陈皮；肝胃不和，加白芍、枳实、柴胡。现代运用本方可治疗急慢性胃炎、胃及十二指肠溃疡病、幽门梗阻、胃肠神经官能症、食道炎、贲门痉挛、食道癌、胃癌等证属胃虚气逆，肝胃不和，痰浊内阻者。此外，本方还可用治梅尼埃病、神经性呕吐、癔病、急慢性支气管炎、哮喘等属胃虚痰阻气逆者。

【案例】

1.聂惠民医案：李某，男，31岁。2001年4月23日初诊。患者自幼每餐饭后，皆有食物由胃返到口中，自称其父自幼亦患反胃，至今未愈。现症：反胃频作，每日三餐，饮后皆有食物返于口中，返出食物量不等，或吐出，或咽下，伴有不适，胃脘胀感，大便如常，纳食尚可，曾服中西药治疗，未得效果。因临近留学之行，故来求诊。该患形体较瘦，面色萎黄而不润，脉沉略弦，苔薄白。证属：脾虚气滞，升降失调。以健脾和胃，理气降逆法。宗旋覆代赭汤化裁。处方：旋覆花10g，代赭石12g，法半夏10g，党参15g，炙甘草4g，生姜3片，大枣7枚，加茯苓、川朴、竹茹。7剂，水煎温服，反胃有减，其次数与返出食物量均减少。宗和胃降逆法，守方调理脾胃，服药2周，反胃停止，体质增强，月余未复发。摘自：《三订聂氏伤寒学》

2.刘渡舟医案：魏生诊治一妇女，噫气频作而心下痞闷，脉来弦溃，按之无力。辨为脾虚肝逆，痰气上攻之证。为疏：旋覆花9g，党参9g，半夏9g，生姜3片，代赭石30g，炙甘草9g，大枣3枚。令服3剂，然效果不显，乃请余会诊。诊毕，视方辨证无误，乃将生姜剂量增至15g，代赭石则减至6g，嘱再服3剂，而病竟大减。魏生不解其故。余曰：仲景此方的剂量原来如此。因饮与气搏于心下，非重用生姜不能开散。代赭能镇肝逆，使气下降，但用至30g则直驱下焦，反掣生姜、半夏之肘，而于中焦之痞则无功，故减其剂量则获效。可见经方之药量亦不可不讲究也。魏生称谢。摘自：《新编伤寒论类方》

3.李迎舒医案：段某，女，10岁。1986年12月25日诊。父代诉：30天前突感上腹部不适，嗳气反胃，呕吐涎沫，后出现视一为二，双眼视物均有复影，头晕目眩，颜面抽搐，纳食不振，口渴不欲饮，心烦不寐，虽多方求医，获效不佳。诊见：目光呆滞，睛球转动不灵，上睑下垂，神倦萎靡，舌体肥胖，舌质淡、苔白滑，脉弦而虚。在某医院眼底检查左眼视乳头色泽较混浊，右眼视乳头充血。双眼无红赤浮肿。视力左0.8，右0.5。左眼向内外活动稍好，右眼向内转运动稍差。证属中阳不足，升降失司，浊阴上逆，痰浊阻滞窍络所致。治宜降逆化痰，益气和胃。旋覆代赭汤加味：旋覆花（布包煎）、姜半夏、石决明、草决明各10g，代赭石15g，人参、甘草、大枣各5枚。水煎服。5剂后，双目复视症发作次数减少，精神较振，纳食有味，舌淡、苔白，脉弦缓。原方再进10剂，诸症消失。复查眼底正常。双眼视力恢复到1.0。随访至今，病未复发。摘自：李迎舒，黄道富.旋覆代赭汤治视歧［J］.四川中医，1991，9（4）：40.

黄连汤证

【原文】伤寒,胸中有热,胃中有邪气,腹中痛,欲呕吐者,黄连汤主之。(173)

黄连三两,甘草三两(炙),干姜三两,桂枝三两(去皮),人参二两,半夏半升(洗),大枣十二枚(擘),上七味,以水一斗,煮取六升;去滓,温服。昼三夜二。

【释义】本证由太阳伤寒演化而来,是表邪入里致上热下寒所致。邪热居于胸膈、胃脘,影响胃之和降则欲呕吐;寒邪在下,腹中有寒邪犯于脾,致寒凝气滞,故腹中痛。因热与寒分居胸腹上下,而未痞结于心下,故不见心下痞满。本证热者自热,寒者自寒,阴阳上下,不相交互,治宜黄连汤清上温下,寒热平调,交通阴阳。

本方证与半夏、生姜、甘草泻心汤证同属于寒热错杂之证,但三泻心汤证是寒热错杂互结心下,故心下痞为主症;本证是寒热上下相隔,寒自为寒,热自为热,故以欲呕吐、腹中痛为主症。黄连汤与半夏泻心汤,仅黄芩与桂枝一药之异,但组方主旨迥异,主治亦不相同。半夏泻心汤主治痞证,组方主旨在于泻心消痞,黄连与干姜配伍之义,在于辛开苦降以消痞。而黄连汤主治上热下寒证,所以黄连与干姜配伍之义,在于分取寒热之药性,寒以治热,热以治寒。

【临床应用】

1.《张氏医通》：本方治胃中寒热不和，心下痞满。

2.《保赤全书》：本方治痘疮热毒在胃中，以致腹痛，甚则欲呕吐。

3.《类聚方广义》：黄连汤，治霍乱，疝瘕，攻心腹痛，发热上逆，心悸，欲呕吐，及妇人血气痛，呕而心烦，发热头痛者。

4.有用黄连汤加苍白术、六一散、荷叶等治疗嗜睡症获良效。症见体倦多寐，形体肥胖，身重肢楚，困倦嗜睡，胸闷泛恶痰多，证属痰热困扰者为宜；亦有用本方加减治疗阴阳升降失调所致心悸，肝气郁滞所致呕吐、泄泻，复发性口腔溃疡等疾病者。

5.聂惠民经验："此方常用于慢性胃炎、胃及十二指肠溃疡，症见脘腹疼痛，欲呕吐或食入即呕者。若呕甚者加茯苓、竹茹；痛甚者加香附、白芍、元胡等。急慢性胆囊炎，症见脘腹疼痛，牵引右胁，呕逆或呕吐，寒热征象错杂者，宜本方加柴胡、郁金、杭芍、香附。"

【案例】

1.聂惠民医案：朱某，男，40岁。1999年10月初诊。素患慢性胃炎，前两日因饮食不慎，引发脘腹疼痛，时时欲呕，不欲饮食，食后痛呕增重，病后呕吐，为胃内容物。自服成药，效不显，前来门诊求治。刻下症：脘腹疼痛，灼热恶心，大便溏，脉沉弦，舌质略红，苔薄白中间黄厚。证属寒热错杂，升降失调而致。治以解郁和胃，拟黄连汤化裁。处方：黄连6g，干姜6g，党参12g，法夏10g，桂枝6g，炙草5g，大枣5枚，茯苓12g，苏梗10g。水煎，服用6

剂，痛呕皆除。摘自：《三订聂氏伤寒学》

2.赵守真医案：陈襄人，男，25岁。久泻愈后，又复呕吐，医进参、术、砂、半，复进竹茹、麦冬、芦根，诸药杂投无效。其证身微热，呕吐清水，水入则不纳，时有冲气上逆，胸略痞闷，口不知味，舌光红燥，苔腻不渴，脉阴沉迟而阳浮数，乃上热中虚之证，应用黄连汤。方中姜、桂、参、草温脾胃而降冲逆，黄连清胸热，伴半夏以止呕吐，为一寒一热错综之良方。服药呕吐渐止；再剂，症全除，能进稀粥。后用五味异功散加生姜，温胃益气而安。摘自：《赵守真治验回忆录》

3.刘渡舟医案：李某，男。患大便下痢挟有红白黏液，每日三四次，且里急后重已一年多，伴恶心呕吐，腹痛，各处就医无效。舌质红而苔白，脉弦滑按之无力。此乃寒热错杂之邪，分据脾胃上下，若纯用寒药治热，或纯用热药治寒，皆不能奏效，必须寒热并治。处方：黄连9g，干姜9g，桂枝9g，半夏9g，党参6g，大枣7枚，炙甘草6g。前后共服6剂，一年之病从此而愈。摘自：《经方临证指南》

桂枝去桂加苓术汤证

【原文】服桂枝汤,或下之,仍头项强痛,翕翕发热,无汗,心下满微痛,小便不利者,桂枝去桂加茯苓白术汤主之。(28)

芍药三两,甘草二两(炙),生姜(切)、白术、茯苓各三两,大枣十二枚(擘),上六味,以水八升,煮取三升,去滓,温服一升。小便利则愈。

【释义】服桂枝汤,或下之后,病人仍见"头项强痛,翕翕发热,无汗,心下满微痛,小便不利"等症,意指在服桂枝汤或下之前上述症状已存在,此当属表里合病之证。"头项强痛,翕翕发热",可见于桂枝汤证中,误以为表证而选用桂枝汤治疗,由于病不在表,故而不愈;但"无汗,心下满微痛,小便不利"则非桂枝汤证,若误认为邪结在里而用攻下之法,由于非阳明胃肠实热之候,故下之亦不愈。经用汗下后,疾病不解,既非桂枝汤证,亦非里实可下之证。当属脾虚水饮内停,太阳经气不利之证。误用汗下之后,致脾虚运化失职,水停中焦,气机不利,故心下满微痛。水饮停聚,三焦水道不通,水液不能下输膀胱,故小便不利。本证"小便不利"是辨证关键。小便不利是气化不行、水饮内停、三焦水道不通的反映。水饮内停,邪闭肌表,太阳经气运行不利,筋脉失养,故头项强痛。水饮内停，邪阻太阳经脉，阳气郁滞，营卫失和，故无汗，翕翕发热。此因水饮为患，兼太阳经气不利之候，法当健脾利水，调和营卫，方用桂枝去桂加茯苓白术汤。

既然小便不利是辨证的关键，为什么不用五苓散以利小便？这个问题清代唐容川已经说得很清楚了。他在《伤寒论浅注补正》中说："五苓散是太阳之气不外达，故用桂枝以宣太阳之气，气外达则水自下行，而小便利矣。此方（桂枝去桂加茯苓白术汤）是太阳之水不下行，故去桂枝，重加苓术以行太阳之水，水下行则气自外达，而头痛发热等症，自然解散。无汗者，以微汗而愈矣，然则五苓散重在桂枝以发汗，发汗即所以利水也。此方重在苓术以利水，利水即所以发汗也。实知水能化气，气能行水之故。"

【临床应用】

1.《类聚方广义》：治桂枝汤证而悸，小便不利，不上冲者。

2.《医圣方格》：治小便少，腰脚冷痛时挛急，或肉瞤筋伤。

3.治疗外感、流行性感冒发汗后或泻下后尚有表证者（如微热、头痛），或心下满微痛，小便不利者。低热患者，有翕翕发热，小便不利等症，辨为蓄水发热。也用于发热伴有尿血者、水停阳郁之腰背痛。

4.治疗癫痫病伴有心下按之软，小便不利而涩。

5.临床观察本方对痰饮内停型颈肩综合征有较好的疗效。

6.胃肠病患者,不限于心下微痛,发为剧痛、下痢、呕吐、心下有振水音、小便不利者亦可应用。

【案例】

1.刘渡舟医案:郭某,男,38岁。患头项强直不利,俯仰困难,并伴见胃脘疼痛,有诊断为颈椎病的,也有诊断为胃溃疡的,但屡治不效。脉沉弦,视其舌红而苔水滑,乃问其小便情况,告知白昼小便短少,夜间小便频多,但总有排尿不尽之感,大便偏干。辨为太阳膀胱停水不化,腑气不利,必及其经,所以项强而心下作痛。处方:茯苓30g,白芍15g,白术10g,炙甘草10g,生姜10g,大枣7枚。上方共服6剂,项强变柔,小便畅利而胃脘亦舒。摘自:《经方临证指南》

2.陈慎吾医案:陈慎吾老大夫生前治一发热患者,屡经医治而发热不退。问其小便不利,胃脘胀满不适,脉沉而弦,舌苔水滑。陈老辨为水饮内停,阳气外郁之发热,乃不治热而治水,用本方3剂热退而安。摘自:《伤寒挈要》

3.陈修园医案:嘉庆戊辰,吏部谢芝田先生令亲,患头项强痛,身疼,心下满,小便不利。服表药无汗,反烦,六脉洪数。初诊疑为太阳阳明合病,谛思良久,曰:前病在无形之太阳,今病在有形之太阳也。但使有形之太阳小便一利,则所有病气俱随无形之经气而汗解矣。用桂枝去桂加茯苓白术汤,一服遂瘥。摘自:《长沙方歌括》

白虎汤证

【原文】伤寒脉浮滑,此以表有热,里有寒,白虎汤主之。(176)

知母六两,石膏一斤(碎),甘草二两(炙),粳米六合,上四味,以水一斗,煮米熟汤成,去滓,温服一升,日三服。臣亿等谨按:前篇云,热结在里,表里俱热者,白虎汤主之。又云其表不解,不可与白虎汤。此云脉浮滑,表有热,里有寒者,必表里字差矣。又阳明一证云:脉浮迟,表热里寒,四逆汤主之。又少阴一证云:里寒外热,通脉四逆汤主之。以此表里自差,明矣。

【原文】三阳合病,腹满身重,难以转侧,口不仁,面垢,谵语,遗尿。发汗则谵语;下之则额上生汗,手足逆冷;若自汗出者,白虎汤主之。(219)

【原文】伤寒脉滑而厥者,里有热,白虎汤主之。(350)

【释义】176条:此处伤寒当指广义。伤寒脉浮滑,浮为热盛于外,即"表有热"。此表热为阳明里热外见证候,绝非太阳表热。其证当有身热汗自出,不恶寒,反恶热。滑主热炽于里,为里有热,第350条云:"伤寒脉滑而厥者,里有热",可为证。当可见舌苔黄燥、烦渴等症,故用白虎汤直清之。

219条:本条有倒装文法,"若自汗出者,白虎汤主之",应接在"谵语遗尿"下。此言三阳合病,是有三阳合病之名,而无三阳合病之实,或初为三阳病,目前已成阳明病。由于邪热内盛,胃气不能通畅,气机阻滞不利,故腹为之满。阳明热盛,伤津耗气,则身重难以转侧。阳明邪热壅滞,熏蒸胃肠浊气上泛,故面部油垢污浊。阳明胃热,循经上扰,神明不安,而见谵语。热盛神昏,膀胱失约,故见遗尿。里热迫津,向外宣泄,则汗自出。热盛如此,则当有身热、不恶寒反恶热等症,故后文以"若自汗出者"简括证候,承接前文。在上述病情中,若因身重误认为表证,则胃热加重,谵语益甚;若因腹满误认为胃实而妄下之,则津液下竭,阳气无以依附而上越,故额上汗出,手足逆冷。

350条:此处伤寒为广义之伤寒。阴寒内盛而致之寒厥,其脉必现沉微,今脉现滑象则知此非阳虚而有内热,因滑为阳脉,多见阳盛邪实之证,因阳热内郁,邪热深伏,阴阳之气不能顺接,郁阳不能畅达四末,而见手足厥逆。"里有热"为本证之病机,治宜清解里热,方用白虎汤主之。

【临床应用】

1.《类证活人书》:加苍术名"苍术白虎汤",治湿温多汗足冷证。

2.《三因极一病证方论》:白虎加桂汤,治温疟,先热后寒,恶风多汗。即本方加桂心一两。

3.《温热经纬》:加羚羊角、犀角名"羚犀白虎汤",治温病气血两燔,高热神昏、抽搐之症。

4.《成方切用》:本方加柴胡、黄芩、半夏名"柴胡石膏汤",治暑嗽喘渴。

5.《温病条辨》：以本方加元参、犀角名"化斑汤",治温热发斑。

6.《重订通俗伤寒论》：葱豉白虎汤,即本方加葱白、豆豉、细辛,治温病内热,风寒外束之证。白虎承气汤,即本方加大黄、芒硝,治温毒发斑,烦热错语不得眠者。

7.聂惠民经验："消渴证（即糖尿病）症见消谷善饥而多食、口渴欲饮、口干舌燥、大便干燥、苔黄乏津、脉滑数,本方加生地、花粉、沙参、栀子、麦冬、牛膝。阳明热证烦渴甚者,酌加太子参、元参、花粉。若温热病气营两燔发斑者,宜加玄参、犀角、金银花、茅根、生地等；兼咽喉肿痛者,加牛蒡子、黄芩、板蓝根。若温热病,热入心包,痰迷心窍,而见神昏谵语者,合用安宫牛黄丸。若温热病,热极生风,而见抽搐者,加钩藤、犀角、僵蚕,并合入紫雪丹、安宫牛黄丸等。急性口腔炎、牙周炎、口疮,症见红肿疼痛,属阳明热盛者,本方加双花、连翘、竹叶。流感见高热不退,属阳明热证者,本方加柴胡、黄芩、太子参、茅根、芦根；兼咳嗽,加桔梗、川贝；兼腑实便燥者,加大黄。"

【案例】

1.聂惠民医案：赵某,男,13岁。1998年5月29日初诊。发热3天,初起发热恶寒,体温39.8~40.5℃,继之午后热重,服抗生素与解热药,汗出热退,随后身热又起,咽痛、便秘。查：咽喉红肿,扁桃体肿大,舌质红、苔薄白、根部黄厚,脉浮弦数。证属少阳阳明并病,治取两经并治,拟柴胡白虎汤,加板蓝根、桔梗。水煎温服,进药4

剂，热退而愈。摘自：《三订聂氏伤寒学》

2.曹颖甫医案：江阴缪姓女，偶受风寒，恶风自汗，脉浮，两太阳穴痛，投以轻剂桂枝汤，计桂枝6g，芍药9g，甘草3g，生姜2片，大枣3枚。汗出，头痛瘥，寒热亦止。不料1日后，忽又发热，脉转大，身烦乱。因与白虎汤：生石膏24g，知母15g，生甘草9g，粳米1撮。服后，病如故。次日，又服白虎汤，孰知身热更高，烦躁更甚。大渴引饮，汗出如浆。又增重药量为：石膏60g，知母30g，生甘草15g，粳米2杯，并加鲜生地60g，天花粉30g，大、小蓟各15g，丹皮15g。令以大锅煎汁，口渴即饮。共饮3大碗，神志略清，头不痛，壮热退，并能自起大小便。尽剂后，烦躁亦安，口渴大减。翌日停服，至第3日，热又发。且加剧，周身骨节疼痛，思饮冰凉之品，夜中令其子取自来水饮之，尽一桶。因思此证乍发乍止，发则加剧，热又不退，证大可疑。适余子湘人在，曰：论证情，确系白虎，其势盛，则用药亦宜加重。第就白虎汤原方，加石膏至240g，余仍其旧。仍以大锅煎汁冷饮。服后，大汗如注，湿透衣襟，诸恙悉除，不复发。惟大便不行，用麻仁丸6g，芒硝汤送下，1剂而瘥。摘自：《经方实验录》

3.吴簸医案：孟用滋，患伤寒，发热头痛，口中不和，心烦躁乱、语言谵狂，腹满身重。有医云："表里俱有热邪，宜大柴胡汤下之。"予曰："脉浮洪滑，此三阳合病，不可汗下。"急用白虎汤以清肺胃之热，主家信服。两剂诸症大减。更加花粉、麦冬、竹叶三帖霍然矣。摘自：《临证医案笔记》

白虎加人参汤证

【原文】服桂枝汤,大汗出后,大烦渴不解,脉洪大者,白虎加人参汤主之。(26)

知母六两,石膏一斤(碎,绵裹),甘草二两(炙),粳米六合,人参三两,上五味,以水一斗,煮米熟汤成,去滓,温服一升,日三服。

【原文】伤寒若吐若下后,七八日不解,热结在里,表里俱热,时时恶风,大渴,舌上干燥而烦,欲饮水数升者,白虎加人参汤主之。(168)

【原文】伤寒无大热,口燥渴,心烦,背微恶寒者,白虎加人参汤主之。(169)

【释义】26条:本条论服桂枝汤后,气阴两伤,转属阳明病的证治。服桂枝汤后汗出太多,肌表之邪虽去,而胃中津液反为耗伤。胃燥化热,出现大烦渴不解的津伤证候。脉洪大,是阳明之脉,乃里热蒸腾,气血鼓动之征。然热势虽盛,但气阴不足,故脉虽洪大,却一般按之较软。因病转阳明,热盛津伤,故尚可伴有身热、汗自出、不恶寒、反恶热、舌苔黄燥等症。治疗时除了清热生津外,还要注意不可苦寒太过,防止伤胃,所以方中加用甘草、粳米、人参养胃和中。

168条:伤寒误用吐下之法后,则外邪入里,损伤津液，邪从燥化，而成阳明热盛津伤之证。因里有热结，充斥于外，故呈表里俱热之象。所谓表热者，是指里热蒸腾，迫津外泄，而有身热汗出、不恶寒反恶热等阳明外证；里热者，是指阳明热盛，津气受灼，而有舌上干燥、大烦渴不解、欲饮水数升等。其时时恶风，乃汗出过多、津气两伤、卫气不固所致。用白虎加人参汤，即是清阳明大热兼益气生津。

169条：伤寒无大热，是表无大热，而里热太盛，热极汗多使然。其背微恶寒者，知恶寒尚轻微，并非全身恶寒，且其恶寒不在初病之时，而在热渴大汗之后，病处阳明大热之中，又与口燥渴、心烦等症并见，是由里热熏蒸，大量汗出，津气俱伤，表气不固所致。故治用白虎加人参汤辛寒清热，益气生津。

【临床应用】

1.《类证活人书》：化斑汤，治斑毒，即白虎加人参汤加葳蕤。

2.《兰室秘藏》：高消者，舌上赤裂，大渴引饮，以白虎加人参汤治之。

3.《痘疹宝笈》：痘已发未发，胃热偏盛，面红齿燥，口臭唇干，烦渴，龂齿咬牙，夹斑，夹疹，均宜独用或兼用。

4.《温病条辨》：太阴温病，脉浮大而芤，汗大出微喘，甚至鼻孔扇者，白虎加人参汤主之。脉若散大者，急用之，倍人参。

5.《类聚方广义》：治消渴，脉洪数，昼夜欲引不歇，心下痞硬，夜间肢体烦热更甚，肌肉日消铄者；又治疟病,大热如煅,谵语烦躁,汗出淋漓,心下痞硬,渴饮无度者。

6.聂惠民经验:"夏季小儿高热,面赤口渴,汗出,脉数,舌尖红苔黄,属阳明热证者,本方加双花、连翘、芦根、茅根等清热解毒之品。小儿肺炎见身热、喘息、咳嗽、口干且渴、汗出溲赤、脉数苔黄,宜白虎加人参汤酌加炙麻黄、杏仁、川贝等止咳平喘之品。消渴病属于中消而见阳明热证,内热炽盛,口渴饮水,消谷善饥,形体消瘦,大便干燥,脉滑数或弦数,舌红苔黄而乏津,本方加元参、麦冬、生地等养阴增液之品。"

【案例】

1.苏伯鳌医案:林某某,女,38岁。夏月午睡后,昏不知人,身热肢厥,汗多,气粗如喘,不声不语,牙关微紧,舌苔黄燥,脉象洪大而芤。证属暑厥,暑为大热之邪,燔灼阳明,故见身热炽盛;暑热内蒸,迫津外泄,则多汗而气粗如喘;热郁气机,所以四肢反见厥冷;邪热内迫,扰于心神,正又不能胜邪,故神昏不语,脉见洪大而芤。治以清暑泄热,益气生津,投白虎加人参汤:朝鲜白参、知母、粳米各15g,石膏30g,甘草9g。服1剂后,脉静汗止,手足转温,神识清爽,频呼口渴,且欲冷饮,再投1剂而愈。摘自:苏伯鳌.白虎加人参汤治疗中暑作厥[J].浙江中医杂志,1965,(8):7.

2.刘渡舟医案:李某,男,52岁。患者有糖尿病史。口燥渴多饮,饮水后复渴,有饮水不能解渴之势。虽多饮但小便却黄,纳食减少,神疲体乏,大便正常。脉大而软,舌质红无苔。证属肺胃热盛,气阴两伤所致,治疗当以清上、中之热而滋气阴之虚为宜。处方：生石膏40g，知母10g，炙甘草6g，粳米一大撮，人参10g，花粉10g。上方服5剂后，口渴大减，体力与精神均有好转。转用益胃阴法：沙参12g，玉竹12g，麦冬30g，天花粉10g，知母6g，太子参15g，甘草6g等，连用10余剂，症情逐渐稳定，遂改用丸药巩固疗效。摘自：《经方临证指南》

猪苓汤证

【原文】若脉浮发热，渴欲饮水，小便不利者，猪苓汤主之。（223）

猪苓（去皮）、茯苓、泽泻、阿胶、滑石（碎）各一两，上五味，以水四升，先煮四味，取二升，去滓；内阿胶烊消。温服七合，日三服。

【原文】阳明病，汗出多而渴者，不可与猪苓汤。以汗多胃中燥，猪苓汤复利其小便故也。（224）

【原文】少阴病，下利六七日，咳而呕渴，心烦不得眠者，猪苓汤主之。（319）

【释义】223条：本条承接第221条而来，阳明热证误用下法，热不能除，而津液伤损，又热与水结，蓄于下焦，以致津伤水热互结。阳明余热犹存，反映在外，则脉浮发热。热存津伤，又水热互结，气不化津，故渴欲饮水。水热结于下焦，水气不利，则小便不利，此为猪苓汤的主证。故用猪苓汤清热养阴，通利小便。

224条：阳明病，燥热亢盛，热迫津液外泄，故汗出必多。燥热伤津，复有汗多，胃中干燥，故见口渴引饮。阴津耗损，化源不足，则小便必少而不利，法当清热滋阴以治之，兼少量浆汤频饮以调之，则热除津充，小便自然通利。若误用猪苓汤利其小便，则必致津液重亡。因猪苓汤为水热相结、水气不化而设,以小便不利为主症,其虽兼育阴功能,然治以通利小便为主。若治阳明热证,则津伤更甚,邪热愈炽,而生变证。猪苓汤证与白虎汤证皆有发热而渴,汗出多而渴者为白虎汤证,渴而小便不利者为猪苓汤证,前者因燥热津伤,后者因津伤水热互结。

319条:少阴病下利六七日,而伴心烦不得眠,为阴虚内热,火扰心神。肾主水,邪扰而水气不化,偏渗大肠则下利,上犯于肺则咳,上逆于胃则呕,津不上承则渴。本证当有小便不利。此证属少阴阴虚,虚热与水邪互结于下焦的水气证。阴不足为正虚,水内停为邪实,故治以猪苓汤清热育阴利水。

【临床应用】

1.《医方集解》:本方治湿热、黄疸、口渴、溺赤。

2.《沈氏尊生》:本方去阿胶,加升麻,治白痢。

3.《济生拔粹》:本方去茯苓,治淋沥。

4.《伤寒大白》:猪苓汤,阳明热结,小便不利,不用五苓散而用此方,即本方加木通。家秘以黄芩易阿胶最效。

5.《类聚方广义》:本方治淋病点滴不通,阴头肿痛,少腹臌胀作痛者。

6.《皇汉医学》:本方用于膀胱尿道疾患,尤其淋病,有奇效也。

7.聂惠民经验:"若阴虚明显而见腰酸、潮热、舌红少苔者可加服知柏地黄丸;若水聚明显而见少腹胀满,服猪苓汤仍小便不利者,可加薏苡仁、车前子等淡渗利湿之剂;若热邪明显而见心烦不眠、发热、渴欲饮水者,则非单纯滋阴能治愈，可合导赤散。肾积水属气化失常，阴虚有热，水热互结者，以本方育阴清热利水，加车前子、竹叶、甘草；气虚者，加黄芪、党参；腰痛者，加元胡、续断。"

8.运用本方的辨证要点为发热，口渴，小便不利，脉浮，或见下利，咳而呕，心烦不得眠。临床若热淋，可加萹蓄、瞿麦；血尿明显者，可加大蓟、小蓟、白茅根；急性泌尿系感染，可加连翘、败酱草、土茯苓；急慢性肾盂肾炎属阴虚者，可加旱莲草、女贞子、生地等。现代运用本方可治疗慢性肾炎、泌尿道感染、肾结核、肾盂积水、肾结石、输尿管结石、乳糜尿、血尿、肝硬化腹水、前列腺肥大、干燥综合征、流行性出血热、顽固性呕吐等属阴伤有热，水气不利者。

【案例】

1.聂惠民医案：朱某，男，9岁。1992年12月初诊。患儿发育正常，营养中等，唯发现尿中有红细胞，一般3～5个，多则6～7个，病有半年，时轻时重，小便略频，偶见尿色发黄，无尿急、尿痛之感，食纳、大便如常，余无不适，脉略敛，舌尖红苔薄白。病因待查，中医辨证属血淋范畴，拟清热育阴行水法，宗猪苓汤化裁。处方：茯苓9g，猪苓9g，泽泻9g，滑石9g，阿胶6g（烊化），白茅根9g，小蓟10g，藕节10g。水煎服，药后证减，服药10余剂，化验尿常规正常。摘自：《三订聂氏伤寒学》

2.刘渡舟医案：崔某，女，35岁。因产后患腹泻，误以为虚，屡进温补，并无实效。切其脉沉而略滑，视其舌色红绛，而苔薄黄。初诊以其下利而又口渴，作厥阴下利治之，投白头翁汤不甚效。一日又来诊治，自述睡眠不佳，咳嗽而下肢浮肿，小便不利，大便每日三四次，口渴欲饮水。倾听之后，思之良久，乃恍然而悟，此乃猪苓汤证。《伤寒论》第319条说："少阴病，下利六七日，咳而呕渴，心烦不得眠者，猪苓汤主之。"今呕咳下利主证已见，治当无疑。遂处方：猪苓10g，茯苓10g，泽泻10g，滑石10g，阿胶10g。此方服5剂，而小便利，腹泻止，诸症悉蠲。摘自：《新编伤寒论类方》

调胃承气汤证

【原文】阳明病,不吐不下,心烦者,可与调胃承气汤。(207)

甘草二两(炙),芒硝半斤,大黄四两(清酒洗),上三味,切,以水三升,煮二物至一升,去滓;内芒硝,更上微火一二沸,温顿服之,以调胃气。

【原文】太阳病三日,发汗不解,蒸蒸发热者,属胃也,调胃承气汤主之。(248)

【原文】伤寒吐后,腹胀满者,与调胃承气汤。(249)

【释义】207条:阳明病,未曾使用吐下之法,而有心烦,此乃胃中燥实,邪热上扰,则神明不安而心烦矣。然则本条既云阳明病,是除心烦外,必当伴有身热、汗出、不恶寒、反恶热之外证,更重要者是具有腹痛、不大便等胃实之里证,故可与调胃承气汤泄热通腑,以解心烦。

248条:太阳病三日,发汗不解,不是表证不解,而是病邪入里化燥而转属阳明,形成腑实证。其蒸蒸发热,是里热炽盛,如热气蒸腾,自内达外之象,燥热蒸腾如此,则濈然汗出,不恶寒,反恶热,乃势所必然,故从蒸蒸发热,而断为"胃家实"。本条举蒸蒸发热而属胃,则腹胀满、不大便或心烦谵语、舌燥苔黄等症,自必有之。病因燥热结实,腑气不通,然未至大实大满程度,故用调胃承气汤泻热和胃即可。

249条：伤寒妄用吐法，胃及上焦之邪，可因涌吐而出，然肠腑之邪则为吐法所不及，而依然留滞肠中，化燥成实。且因吐后津伤，易使邪热内陷，以致胃肠燥热，燥实阻结，腑气不通，故有腹胀满之突出症状。然单凭此症，尚不足以构成使用调胃承气汤之确切依据，必当还伴有腹部拒按、发热、口渴、心烦、大便不通、苔黄燥、脉沉实等症，方可用调胃承气汤以泻热去实，调和胃气。

【临床应用】

1.《外台秘要》：本方加生地黄、大枣名"生地黄汤"，疗伤寒有热，虚羸少气，心下满，胃中有宿食，大便不利。

2.《太平惠民和剂局方》：本方加黄芩、栀子、连翘、薄荷为"凉膈散"，治上、中二焦热邪炽盛，或胃热发斑发狂及小儿急惊、痘疮黑陷等证。

3.《卫生宝鉴》：本方加犀角、黄连治面部燎热证。

4.《医垒元戎》：本方加牛蒡子、寒水石，治大头病；又以本方加当归名"涤毒散"，治时气疙瘩，五发疮疡，喉闭雷头。

5.《试效方》：本方治中消，渴而饮食多。

6.《经验良方》：治热留胃中，发斑，及服热药过多，亦发斑。

7.《玉机微义》：调胃丸，治齿痛，血出不止，以本方为末，蜜丸服。

8.《温病条辨》：导赤承气汤，即本方去甘草，加生地、赤芍、黄连、黄柏治阳明温病，小便赤痛、大便秘结、时时烦渴。

9.《类聚方广义》：牙齿疼痛，齿龈肿痛，龋齿枯折，口臭等，其人平日多大便秘闭而冲逆，宜本方。

10.聂惠民经验："习惯性便秘，不大便，腑热甚者，宜本方；若老年性便秘，加党参、当归、杏仁；若津亏者，加当归、麦冬、太子参。糖尿病属于中消，症见口渴，消谷善饥，便干燥者，宜本方加生地、麦冬、花粉。牙龈肿痛、牙周红肿、便秘者，宜本方去芒硝，加石膏、黄连、丹皮、生地。"

【案例】

1.张锡纯医案：治一人素伤烟色，平日大便七八日一行。今因外感实热，十六七日大便犹未通下，心中烦热，腹中胀满，用洗肠法下燥粪少许，而胀满烦热如旧。医者谓其气虚脉弱，不敢投降下之药。及愚诊之，知其脉虽弱而火则甚实，遂用调胃承气汤加野台参12g，生赭石、天门冬各24g，共煎汤一大碗，分三次徐徐温饮下，饮至两次，腹中作响，觉有开通之意，三次遂不敢服，迟两点钟大便通下，内热全消，霍然愈矣。摘自：《医学衷中参西录》

2.刘渡舟医案：安某，男，38岁。患慢性痢疾一年多，大便每日三四次，兼挟黏液，有下坠感，伴腹胀肠鸣。舌质红苔黄，脉弦。先按厥阴下利治疗，用白头翁汤加白芍、麦冬，2剂后大便黏液明显减少，但仍腹胀肠鸣而下坠，此属热结阳明胃肠，气机不利，通因通用，宜从调胃承气汤法。处方：大黄9g，风化硝9g，炙甘草9，白芍15g，川楝9g，青皮9g。服药1剂后，大便泻出黄黑色粪垢甚多，

顿觉腹中宽适。宗前法用调胃承气汤原方又1剂，诸症皆消。摘自：《经方临证指南》

3.罗谦甫医案：李某长子，19岁。四月痛伤寒九日，医作阴证治之，与附子理中丸数服，其证增剧。更医又作阳证，议论差互，不敢服药，决疑于罗。坐有数人，罗不欲直言其证，但细为分解，使自度之。凡阳证者，身须大热而手足不厥，卧则坦然，起则有力，不恶寒，反恶热，不呕不泻，渴而饮水，烦躁不得卧，能食而多语，其脉浮而数者，阳证也。凡阴证者，身不热而手足厥冷，恶寒蜷卧，恶闻人声，或自引衣盖，不烦渴，不饮食，小便自利，大便反快，其脉沉细而迟者，阴也。今诊其脉沉数，得六七至，夜叫呼不绝，全不睡，又喜饮冷冰水，阳证悉具。三日不见大便，宜急下。乃以：酒煨大黄18g、炙甘草6g、芒硝15g，煎服。至夕，下数行，燥屎20余块，是夜大汗出。明日又往视之，身凉脉静矣。摘自：《罗谦甫医案》

小承气汤证

【原文】阳明病,其人多汗,以津液外出,胃中燥,大便必硬,硬则谵语,小承气汤主之。若一服谵语止者,更莫复服。(213)

大黄四两,厚朴二两(炙,去皮),枳实三枚(大者,炙),上三味,以水四升,煮取一升二合,去滓,分温二服。初服汤当更衣,不尔者尽饮之,若更衣者,勿服之。

【原文】阳明病,谵语发潮热,脉滑而疾者,小承气汤主之。因与承气汤一升,腹中转气者,更服一升;若不转气者,勿更与之。明日又不大便,脉反微涩者,里虚也,为难治,不可更与承气汤也。(214)

【释义】213条:阳明病法多汗,多汗是胃燥之因。阳明病,汗出过多,津液耗伤,胃肠干燥,则大便硬结,故发谵语。主用小承气汤,通腑泄热,而谵语自止。小承气汤虽属攻下之缓剂,然若用之不当,或用而太过,亦有伤正之弊,故而郑重提出:若服药后大便通利,谵语得止,即莫再服。其中寓有中病即止、勿使过剂之意。

214条:阳明病,谵语,发潮热,脉滑而疾,是腑实燥结证具,又见阳盛之脉,主以小承气汤,而不用大承气汤。盖大承气汤所主,虽有潮热谵语,然更见脉沉实有力,手足漐然汗出,腹满硬痛拒按,大便不通,肠中燥屎阻结已成，痞满燥坚具备，方为的对之证。此脉滑而疾，尚有热势散漫，大便结硬不甚之虞。虽不大便，却不宜峻攻，只宜先行轻下，与小承气汤试之。但毕竟谵语、潮热并见，燥实已结，故将小承气汤的服药量由常规的每次六合，增至每次一升，然后观其药效反应，治法方药再作进退。服小承气汤后，腹中转矢气者，是肠中已有燥屎，因药物的荡涤推动，气机得以转动，胃肠浊气下趋，则可续服承气汤原方一升，以泻下内结之燥屎。若不转矢气者，是肠腑无燥屎阻结，浊热之气不甚，而多属大便初硬后溏，则不可再用承气汤。假若明日又不大便，其脉不见滑疾，反见微涩之阴脉，微为阳气虚衰，涩主阴血不足，是"里虚"也。正虚而邪实，邪实当下，正虚则不可下，攻补两难，故曰难治。曰难治者，并非不治，可从攻补兼施立法，采用后世黄龙汤等一类方剂。

【临床应用】

1.《素问病机气宜保命集》：三化汤，即本方加羌活，治中风邪气实，二便不通之证。

2.《医学纲目》：顺利散，即本方，治消谷善饥之中消证，并明确指出此方治中热在胃而能食，小便赤黄，微利。至不欲食为效，不可多利。

3.《入门良方》：本方治痢初发，精气甚盛，腹痛难忍，或作胀闷、里急后重、数至圊而不能通，窘迫甚者。

4.《幼科发挥》：三化丸，即本方，治胸中宿食，菀蕈之热。

5.《温疫论》：承气养营汤，即本方合四物汤去川芎加陈皮。治里热未净，血燥之证。

6.聂惠民经验："术后胃肠功能紊乱，而见腹胀满者，宜本方加生姜、法夏、甘草、莱菔子；气虚者加黄芪；呕逆者，加竹茹、苏子、陈皮；发热者加双花、连翘；血虚者，加当归、白芍。老年津亏便秘，大便不足，口唇燥裂，咽干口渴，腹胀等，宜本方加当归、生地、知母。"

【案例】

1.聂惠民医案：杜某，男，63岁。1997年5月初诊。患习惯性便秘3年，时轻时重，常服通便之成药调理。近日便秘加重，四五日未行，伴有腹胀不适，口干唇燥，食纳不佳，脉沉眩细，舌尖红，苔薄中心淡黄。证属：年老体弱，屡屡通便，津伤燥生，而致津亏便结。宗《温疫论》之承气养营汤，以滋阴养血，泻热通便之法，用小承气汤加味，处方：炒枳实10g，川朴10g，熟军6g（后下），当归12g，大生地10g。水煎温服，进药3剂，便通胀除。前方减熟军之量，继进7剂，便秘缓解。摘自：《三订聂氏伤寒学》

2.蒲辅周医案：梁某，男，28岁。住某医院，诊断为流行性乙型脑炎。病已六日，曾连服中药清热、解毒、养阴之剂，病势有增无减。会诊时，体温高达40.3℃，脉象沉数有力，腹满微硬，哕声连续，目赤不闭，无汗，手足妄动，烦躁不宁，有欲狂之势，神昏谵语，四肢微厥，昨日下利纯青黑水，此虽病邪羁踞阳明，热结旁流之象，但未至大实满，而且舌苔秽腻，色不老黄，未可与大承气汤，乃用小承气汤微和之。服药后，哕止便通，汗出厥回，神清热退，诸症豁然，再以养阴和胃之剂调理而愈。摘自：《蒲辅周医案》

3.刘渡舟医案：张某，男，21岁。患者头晕体疲，不欲饮食，勉强进食则腹中胀痛不已。自以为体虚而前来求开补药方。询问先前所服药物，皆人参健脾、十全大补等丸药，不但不见疗效，而反更显体弱无力。视其舌苔黄腻，切其脉滑而有力，不属虚证，因而再问其二便情况，果然大便干硬而小便黄赤。此乃大实而有虚候，胃肠内有结滞，胃气不降，燥热上熏，干扰清阳则头晕；腑气壅滞不通故腹胀疼痛；气蕴于里而不达于外则体疲乏力。土气太过，则成敦阜，必以泻药平之。处方：大黄9g，枳实9g，厚朴9g。服药1剂后，大便泻下3次，头晕顿时减轻，周身轻爽如释重负，腹胀愈其七八。后用平胃散调和胃气而愈。摘自：《经方临证指南》

大承气汤证

【原文】二阳并病，太阳证罢，但发潮热，手足漐漐汗出，大便难而谵语者，下之则愈，宜大承气汤。（220）

大黄四两（酒洗），厚朴半斤（炙，去皮），枳实五枚（炙），芒硝三合，上四味，以水一斗，先煮二物，取五升，去滓；内大黄，更煮取二升，去滓；内芒硝，更上微火一两沸，分温再服。得下，余勿服。

【原文】病人小便不利，大便乍难乍易，时有微热，喘冒不能卧者，有燥屎也，宜大承气汤。（242）

【原文】腹满不减，减不足言，当下之，宜大承气汤。（255）

【释义】220条：太阳病仍在，阳明病继起，是谓二阳并病。但本条二阳并病，未经任何治疗，而太阳表证已罢，病已完全转属阳明。阳明热盛，燥实内阻，故发潮热。阳明主四肢，若热盛而津液尚充者，多为全身汗出；若热结而津液已少者，因热势蒸腾，逼津外泄，不能全身作汗，而仅见手足漐漐汗出。胃热上犯，心神不安，故见谵语。燥热结实，腑气不通，手足濈然汗出，则大便硬结而难解。病变重心是在阳明热邪内炽，燥屎阻结坚实，故治宜大承气汤以通下腑实，荡涤燥结。

242条：阳明病腑实，一般是小便利、大便硬，今小便不利，大便乍难乍易，何故也？因阳明里实，燥热与糟粕相合，形成燥屎，腑气不通，津液耗损，然未至枯竭程度，部分津液尚能反流于肠，则所结之燥屎，尚有部分得以稍润，故小便不利时，大便乍易。燥屎阻结，热邪深伏于里，难以透发于外，故时有微热。腑气不通，燥热上迫于肺则喘。冒者，热邪上逆，扰乱清官之地也。喘冒俱甚，故不能卧寐。既有燥屎，则腹满痛、烦躁等症亦可存在，故可用大承气汤攻下。

255条：本条是辨阳明腑实当下的重点之一。腹满不减，减不足言，是谓腹满严重，终日不减，即令有所减轻，然程度亦甚微，不足以言减。病因阳明腑实，腑气不通，气机壅滞，故有此大实大满之候。既属内实腹满，则腹痛拒按、大便不通、舌苔黄厚干燥等症亦可相兼出现，故宜大承气汤，以下其满实。腹满有实热与虚寒之分。虚寒腹满者，里无实邪，其胀满虽盛，而时有所减，喜温喜按，舌淡苔白，脉象缓弱，即《金匮要略·腹满寒疝宿食病脉证治》谓"腹满时减，复如故，当与温药"是也。此与本条之实热腹满有本质区别，两者正成鲜明之对照。

【临床应用】

1.《千金要方》：关格不通方，即本方去厚朴加生地、芍药、杏仁，治关格证。

2.《外台秘要》：崔氏承气汤，即本方去厚朴加杏仁、白蜜，治大便十余日不通。

3.《伤寒直格》：三一承气汤，即本方加甘草，通治三承气汤证，于效甚速，而无加害。

4.《伤寒六书》：黄龙汤，即本方加甘草、人参、当归、生姜、大枣、桔梗，治疗里热实证而兼见气血虚弱者。

5.《理伤续断方》：大成汤，即本方加甘草、陈皮、红花、当归、苏木、木通，治疗跌打损伤致瘀血不散、腹肚臌胀、大小便不通、上攻心腹、闷乱极甚者。

6.《医经会解》：加味承气汤（本方加黄连、木香、皂角刺）治痢疾邪毒在里。

7.《卫生宝鉴》：黄连承气汤，即本方加黄连，治发狂因触冒寒邪，失于解利，因而转属阳明证者。

8.《温病条辨》更扩大了承气汤的运用，创立了"导赤承气汤""牛黄承气汤""宣白承气汤""增液承气汤""新加黄龙汤"等承气汤的化裁方，以治疗阳明腑实重证、变证、虚实夹杂证，或与他经的合证，至今在临床上仍广为运用。

【案例】

1.曹颖甫医案：予尝诊江阴街肉庄吴姓妇人，病起已六七日，壮热，头汗出，脉大，便闭，七日未行，身不发黄，胸不结，腹不胀满，唯满头剧痛，不言语，眼胀，瞳神不能瞬，人过其前，亦不能辨，证颇危重。余曰：目中不了了，睛不和，燥热上冲，此《阳明篇》三急下证之第一证也。不速治，病不可为矣。于是，遂书大承气汤方与之：大黄12g，枳实9g，川朴3g，芒硝9g。并嘱其家人速煎服之。竟一剂而愈。摘自：《经方实验录》

2.刘渡舟医案：李某，男，35岁。病下利腹痛，肛门灼热如火烙，大便后重难通。曾自服"十滴水"，腹痛当时得以减缓，下利3日未作。至第四天，腹痛又发，较前更严重，里急后重，下利皆为红白黏液，有排泻不尽之感。以手按其腹，疼痛叫绝。脉沉有力，舌苔黄厚。其证始于胃肠积热，乃葛根芩连汤证，反服"十滴水"热性之品，使邪热凝结不开，以致气血腐化为红白之利。治当通因通用，荡涤胃肠积滞以推陈致新。处方：大黄19g，元明粉10g，枳实10g，厚朴10g，滑石10g，青黛3g，甘草3g。服药1剂后，大便泻下黏秽数次，诸症随即而愈。摘自：《经方临证指南》

吴茱萸汤证

【原文】食谷欲呕，属阳明也，吴茱萸汤主之。得汤反剧者，属上焦也。（243）

吴茱萸一升（洗），人参三两，生姜六两（切），大枣十二枚（擘），上四味，以水七升，煮取二升，去滓，温服七合。日三服。

【原文】少阴病，吐利，手足逆冷，烦躁欲死者，吴茱萸汤主之。（309）

【原文】干呕吐涎沫，头痛者，吴茱萸汤主之。（378）

【释义】243条：食谷欲呕，病位有中焦、上焦之分，证有寒热之别。胃阳虚衰，受纳腐熟无权，或寒饮内停，浊阴上逆，则见食谷欲呕。还可伴有不能食，食难用饱，呕吐清涎冷沫，或呕吐物无酸腐气味，舌淡苔白，脉缓弱等症。治疗宜用吴茱萸汤以温胃散寒，降逆止呕。但也有上焦有热，胃气上逆而食入口即吐者，此时如果误用吴茱萸汤之辛温，则是以热助热，必然拒而不纳，反使病情加剧。呕吐一症，寒热之别迥异，临证当参合他症细致辨析。吴茱萸汤在《伤寒论》中，除本条外尚有第309条、第378条。3条病因脉症尽管不同，而呕则为其所共有，病机总属肝寒犯胃，浊阴上逆。

309条：本证"吐利，手足逆冷"与四逆汤证相似，其辨证关键在于"烦躁欲死"一症。"烦躁欲死"形容病人心烦躁扰,难以耐受,示阳气虚衰不甚,尚能与阴邪相争,与少阴阴盛亡阳证之意识不清、肢体躁扰不宁截然不同。正邪交争剧烈,中焦气机逆乱,升降失职,故吐利交作。四肢禀气于脾胃,中焦阳虚加之寒邪中阻,阳气不能布达四肢,故手足逆冷。吴茱萸汤重在温中降逆止呕,从《伤寒论》对此方的应用来看,呕吐为必见之主症,而四逆汤证以下利为主,也是临证鉴别的要点。

378条:本证为寒伤厥阴,肝寒犯胃,浊阴上逆而致。寒滞厥阴,水饮浊阴之气上逆,胃失和降,则干呕。胃受其寒,阳气不布,失于蒸化,津聚成涎,每随浊阴之气上逆而出,则吐涎沫。足厥阴肝经,出额上行,与督脉交会于巅顶。阴寒循经上扰则见头痛,且以巅顶部为甚。此属厥阴肝寒犯胃,浊阴上逆所致,治宜暖肝散寒,温胃降浊,方用吴茱萸汤主之。

【临床应用】

1.《肘后备急方》:本方治人食毕噫醋及醋心。

2.《圣济总录》:人参汤(即本方)治心痛。

3.《兰室秘藏》:治厥阴头痛,或吐痰沫、厥冷,其脉浮缓。

4.《医方集解》:吴茱萸加附子汤,即本方加附子,治寒疝腰痛,牵引睾丸,尺脉沉迟。

5.聂惠民经验:"虚寒性胃痛,宜本方加茯苓、炒白术、香附、陈皮;若反酸者加煅瓦楞、白及;气虚者,加黄芪;寒热错杂者,宜本方加黄连、黄芩、法夏,以干姜易生姜;若痛甚者加元胡、香附、杭芍。神经性呕吐,宜本方加柴胡、杭芍、白梅花、法夏；若兼热象加黄连、竹茹。幽门不全梗阻者，本方宜加旋覆花、代赭石；幽门痉挛者，本方加法夏、炒枳壳、当归。虚寒性呃逆，本方加丁香、柿蒂；欲呕吐者，加法半夏、茯苓。头痛甚者，加藁本、川芎、白芷，据脏腑分经理论原则，治疗厥阴头痛多例，皆获良效。"

【案例】

1.聂惠民医案：倪某，女，50岁。1985年6月初诊。患头痛五六年，每日头痛，伴阵发性加剧，当头痛剧作时，则双手抱头，身蜷不动，闭目忍耐，每日服用大量镇痛药维持，并经多方求医诊治，未能控制。西医诊断为神经性头痛。近日诸症增重，前来求余诊治。索问前疾，追溯病情，则见所服药物多为平肝潜阳、镇惊息风之品，如羚羊角、犀角、天麻、全蝎等名贵药材屡用不鲜。观其病证，头痛以巅顶为甚，剧作时有冲逆感觉，痛似劈裂，故欲双手紧抱头部，恶心欲吐，不欲饮食，睡眠不佳，经量暗少，面色晦暗，脉见细弦，舌暗红、苔白。证属厥阴头痛，治宜温经降浊而止痛，用吴茱萸汤化裁，遂疏方：吴茱萸6g，党参10g，大枣7枚，生姜9g，藁本10g，川芎10g，当归10g，炙草3g。3剂，水煎温服。患者及其家属视其方小药少，面显疑情，后经余安嘱一番，方取药而服。药后头痛大减，守本方进退治疗，2周后停服全部止痛药物。嗣后用本方配制丸药服用，头痛得愈。追访4年，未见复发。摘自：《三订聂氏伤寒学》

2.刘渡舟医案：某女，32岁。主诉胃脘疼痛，多吐涎水而心烦。舌质淡嫩，苔水滑，脉弦无力。初以为胃中有寒而心阳不足，投以桂枝甘草汤加木香、砂仁，无效。再询其证，有烦躁夜甚，涌吐清涎绵绵不绝，且头额作痛，辨为肝胃虚寒挟饮。处方：吴茱萸9g，生姜15g，党参12g，大枣12枚。服3剂后诸症皆消。摘自：《经方临证指南》

3.刘发德医案：患者，男，46岁，2014年1月15日初诊。2013年入秋开始腹泻，日行10余次，赤白夹杂，里急后重，腹部胀痛，初进白头翁汤数剂无效，反致加剧，改用胃苓汤加减治疗，迁延数月不愈。面色晦暗，形瘦身羸，腹泻日行10余次，有黏液不爽，里急后重，时有呕吐，食入欲呕，烦躁欲死，左下腹按之痛，舌淡苔薄白，脉细欲绝。大便常规检验示有红白细胞，未发现原虫、滴虫、霉菌及各种寄生虫虫卵，未培养出细菌。西医诊断为慢性痢疾。中医诊断为痢疾，虚寒痢。证属少阴寒化证。少阴虚寒下利阴盛阳微，阴阳欲绝，"烦躁欲死"是阳气尚能与阴邪剧争而非阴盛阳亡。法当温降肝胃，泄浊通阳。遵《伤寒论》"少阴病，吐利，手足逆冷，烦躁欲死者，吴茱萸汤主之"，予吴茱萸汤加减。药用吴茱萸9g，台参9g，生姜9g，炮姜3g，茯苓12g，泽泻3g，广陈皮6g，薏苡仁15g，肉桂2g，苍术6g，赤石脂9g，炙甘草6g。3剂，每日1剂，水煎服。服药后大便成形，次数、黏液均减，恶心呕吐消失，仍有腹胀、后重，舌淡苔薄白，脉细而缓。痢止吐停，脉细而缓，是阴退阳回之兆。腹胀、后重为内生寒湿未得尽化，阻滞胃肠气机之象。遵刘河间"调气则后重自除，行血则便脓自愈"调气和血之法，上方加当归6g、白芍6g以养血行血，加木香4g以行气止痛。3剂，每日1剂，水煎服。服药后诸症消失。因正虚邪恋，寒湿夹杂，缠绵难愈而易复发，故以上方为丸，每日早晚各服1丸。嘱戒烟酒，忌生冷饮食。1年后随访病未复发。摘自：刘发德，肖生顺，陈有明.吴茱萸汤临床应用体会［J］.实用中医药杂志，2016，32（3）：271-272.

茵陈蒿汤证

【原文】阳明病，发热汗出者，此为热越，不能发黄也。但头汗出，身无汗，剂颈而还，小便不利，渴引水浆者，此为瘀热在里，身必发黄，茵陈蒿汤主之。（236）

茵陈蒿六两，栀子十四枚（擘），大黄二两（去皮），上三味，以水一斗二升，先煮茵陈，减六升；内二味，煮取三升，去滓，分三服。小便当利，尿如皂荚汁状，色正赤，一宿腹减，黄从小便去也。

【原文】伤寒七八日，身黄如橘子色，小便不利，腹微满者，茵陈蒿汤主之。（260）

【释义】236条：阳明病，燥热蒸腾，津液外泄，可见发热、汗出，是里热向外发越之象。热既能外越，就不会与湿相合，因而不会发黄。但头汗出，小便不利，是热与湿相合，湿热郁蒸，胶结不解之象。湿热蕴结，热不得越，而熏蒸于上，故见但头汗出而身无汗。湿热相合，郁阻三焦，不得下泄，而见小便不利。湿热交阻，气化不利，津液不布，且热伤津液，故见渴引水浆。湿热郁蒸，瘀热在里，熏蒸肝胆，胆热液泄，胆汁外溢肌肤，则身、目、小便俱黄，黄色鲜明而润泽，称为"阳黄"。据方后注"一宿腹减"，可见本证当有湿热蕴结，腑气壅滞的腹满、大便不畅或秘结等症，以及还可伴见舌红苔黄腻，脉弦数或弦滑等症。本证湿热俱重，蕴结在里，治疗宜用茵陈蒿汤清热泄湿、利胆退黄。

260条：本条应与236条合参。236条侧重叙述其病因，260条则详述其症状。伤寒七八日，身黄如橘子色，色泽鲜明，当属阳黄，为阳明湿热发黄证。还当伴有身黄、目黄、小便黄等症。湿热郁蒸，不得下泄，故见小便不利。湿热蕴结，腑气壅滞，故见腹微满，或见大便秘结，黏腻不爽等症。治疗当用茵陈蒿汤，清利湿热以退其黄。

【临床应用】

1.《伤寒六书》：茵陈将军汤，本方自有加减法：治足太阴脾经，腹满，身目发黄，小水不利，大便实，发渴，或头汗至颈节还，脉来沉重者宜用，即本方加甘草、厚朴、黄芩、枳实。大便自调者，去大黄、厚朴，加大腹皮，利小便清为效，水二盅，姜一片，槌法加灯心一握，煎之热服。

2.《普济本事方》：茵陈蒿汤治胃中有热，有湿，有宿谷相抟发黄。

3.《济阴纲目》：茵陈汤治时行瘀热在里，郁蒸不散，通身发黄。

4.《温病条辨》：治阳明温病，无汗，或但头汗出，渴欲饮水，腹满舌燥黄，小便不利，发黄。

5.聂惠民经验："临床辨证治疗黄疸，注意以下几点：湿邪偏重者，多胸脘满闷、呕恶厌油腻、四肢倦怠、大便溏而不爽、舌苔黄厚腻，当加重利湿之品，加泽泻、川朴、金钱草、车前草、茯苓、生薏仁为宜；瘀血明显者，多见胁下肿块、疼痛拒按、舌下静脉怒张、紫暗色，治当加重活血化瘀之品，原方加丹参、赤芍、川芎、茜草根；甚者可加红花、桃仁、三棱、莪术、地鳖虫；热证明显者，可见身热午后加重，并有口渴不多饮，大便干结难下或大便秘结，舌苔黄燥，脉弦数等，治当加重清热解毒之品，原方加黄芩、黄柏、龙胆草、生石膏、知母、石斛等；若有表证，属风寒者，可合麻黄连翘赤小豆汤；属风热者，可加柴胡、薄荷、银花、连翘等辛凉解表剂；某些患者常常脾胃本虚而湿热中阻，肝胆失于疏泄，形成虚实夹杂证，治当肝脾同治，可用茵陈蒿汤合小柴胡汤加减。黄疸型肝炎属阳黄者，宜茵陈蒿汤与小柴胡汤合方，解郁疏肝退黄；属阴黄者，宜茵陈四逆汤，温阳散寒消黄。急慢性胆囊炎、胆石症属湿热内蕴者，宜茵陈蒿汤加金钱草、炒枳壳、柴胡；若痛甚者加白芍、香附、元胡；热甚者加黄芩、黄连；湿重者加藿香、佩兰、白蔻仁；结石症加白芍、炙内金、海金沙；脾虚便溏者，加党参、茯苓、白术。"

【案例】

1.刘渡舟医案：刘某，男，14岁。春节因食肥甘太过，又感受时邪，因而发病。症状有周身疲乏无力，心中懊侬，不欲饮食，并且时时泛恶，小便黄短，而大便尚可。此病延至两日，而身目发黄，乃到某医院诊治，确诊为"急性黄疸型肝炎"，给中药6包，嘱每日服1包。服至4包，症状略有所减，而黄疸未退，乃邀余诊。脉弦滑数，舌苔黄腻。此时患童体疲殊甚，亦不能起立，饮食甚少，频频欲吐。此证乃肝胆湿热蕴郁不解之所致。为疏：柴胡12g，黄芩9g，半夏10g，生姜10g，大黄6g，茵陈30g，生山栀10g。

此方书毕，有一同道问曰：此人太虚，应从补法入手为是，而君何以用大黄耶？余曰：此证本非虚，而体疲乏力者，为湿热所困故也。若湿热一去，则诸症自减。如果用补法，则必助邪，后果则难设想也。上方连服3剂，而病愈大半。又服3剂，然后改用茵陈五苓散，乃逐渐痊愈。摘自：《新编伤寒论类方》

2.聂惠民医案：何某某，女，21岁。1979年初诊。患急性黄疸型肝炎，发病一个多月。初起身有寒热，继之周身发黄，经住院治疗，服用西药，临床症状有所好转，唯黄疸不退，故来中医门诊治疗。症见黄疸鲜明，右胁疼痛，腹部胀满，时时欲呕，口苦咽干，不欲饮食，厌油腻，大便干燥，小便黄赤，舌质略红，苔腻淡黄，脉见滑数，巩膜、皮肤黄染，心肺（－），腹部柔软，肝于肋下2厘米，压痛（++），脾未触及。尿液检查，尿胆红质（＋）、尿胆素（±）、尿胆原（－）；血液检查，麝香草酚浊度试验2单位、谷丙转氨酶100单位、黄疸指数30单位。中医辨证：肝胆郁滞，湿热内蕴，胆液外溢而致黄疸。治当清热利湿，疏利肝胆，解毒退黄。处方：柴胡9g，黄芩9g，板蓝根12g，败酱草12g，栀子9g，龙胆草9g，茵陈30g，大黄5g，黄柏9g，甘草6g。水煎温服。服药2周，诸症减轻，黄疸指数18单位。于前方加车前子、泽泻以加重利湿之力，继服2周。三诊复查，谷丙转氨酶、黄疸指数正常，诸症状消失。追访半年，未见复发。摘自：《三订聂氏伤寒学》

3.王付医案：患者某，女，37岁，郑州人，甲状腺功能亢进症已有5年病史，用西药虽症状减轻，但停药则诸症状又出现，检查各项指标未恢复正常，服用中药也未达到预期治疗目的,近因病友介绍前来诊治。刻诊:头汗出,手心烦热,足心怕冷,腰酸,下肢沉重软弱无力,口苦口腻,肢体困重,大便干结,眼球轻微突出,舌质淡红,苔黄腻,脉沉弱。中医诊断:内伤发热。辨为湿热蕴结,肾阴阳虚证,治当清利湿热,滋补肾阴,温补肾阳,给予茵陈蒿汤与肾气丸合方加味:茵陈20g,栀子15g,大黄6g,生地黄24g,山药12g,山茱萸12g,茯苓10g,泽泻10g,牡丹皮10g,附子3g,桂枝3g,海藻30g,生甘草10g。6剂,第1次煎35min,第2次煎30min,合并药液,每日1剂,分3次服;二诊:头汗出止,口苦减轻,大便通畅,减大黄为3g,以前方6剂;三诊:腰酸好转,以前方6剂;四诊:手心烦热和足心怕冷消除,以前方6剂,之后,以前方因病证变化略有变化治疗80余剂,经检查各项指标均恢复正常,为了巩固疗效,又将前方变汤剂为散剂,每次10g,每日分3次服,治疗3个月;随访1年,一切尚好。根据口苦口腻、肢体困重辨为湿热,再根据手心烦热、头汗出辨为虚热,因足心怕冷辨为阳虚,又因腰酸、下肢软弱辨为肾虚,更因大便干结辨为湿热蕴结,以此辨为湿热蕴结,肾阴阳虚证。方中茵陈蒿汤清利湿热;以肾气丸滋补肾阴,温补肾阳,兼以利湿,加海藻软坚散结,甘草益气和中。方药相互为用,以取其效。摘自:王付.茵陈蒿汤方证探索与实践[J].中华中医药杂志,2015,30(4):1126–1128.

小柴胡汤证

【原文】伤寒五六日中风，往来寒热，胸胁苦满，嘿嘿不欲饮食，心烦喜呕，或胸中烦而不呕，或渴，或腹中痛，或胁下痞硬，或心下悸、小便不利，或不渴、身有微热，或咳者，小柴胡汤主之。（96）

柴胡半斤，黄芩三两，人参三两，半夏半升（洗），甘草（炙）、生姜（切）各三两，大枣十二枚（擘），上七味，以水一斗二升，煮取六升，去滓，再煎取三升，温服一升。日三服。若胸中烦而不呕者，去半夏人参，加栝楼实一枚；若渴，去半夏，加人参，合前成四两半，栝楼根四两；若腹中痛者，去黄芩，加芍药三两；若胁下痞硬，去大枣，加牡蛎四两；若心下悸，小便不利者，去黄芩，加茯苓四两；若不渴，外有微热者，去人参，加桂枝三两，温覆微汗愈；若咳者，去人参、大枣、生姜，加五味子半升、干姜二两。

【释义】伤寒或中风，五六日之后，症见往来寒热，胸胁苦满，嘿嘿不欲饮食，心烦喜呕等，表明太阳表证已罢，邪已入少阳。少阳受邪，枢机不利，正邪相争，正胜则热，邪胜则寒，邪正交争，互有胜负，呈现寒去热来，寒热交替，谓之"往来寒热"。足少阳之脉，下胸中，贯膈，络肝属胆，循胸胁，邪犯少阳，经气不利，故见胸胁苦满。肝胆气郁，疏泄失职，影响情志，则神情默默而寡言。肝胆气郁，疏泄失职，影响脾胃，则不欲饮食。胆火上扰心神则心烦。胆热犯胃，胃失和降则频频欲呕。以上诸症充分反映少阳病胆热内郁，枢机不利，疏泄失常，脾胃失和的病机，治法当用和解，主用小柴胡汤以治之。

本条列出了七个"或然"症。此因邪犯少阳，胆火内郁，枢机不利，三焦不利，致其病变影响表里内外，上中下三焦，而出现诸多或然之症。如邪郁胸胁，未犯胃腑，则仅胸中烦而不呕；邪热伤津则口渴；肝胆气郁，横逆犯脾，脾络不和则腹中痛；少阳胆腑经气郁结较重则胁下痞硬。邪入少阳，影响三焦水道通调，水液代谢失常，若水停心下则悸；水停下焦，膀胱气化失司则小便不利；寒饮犯肺，肺气上逆则咳。至于不渴，身有微热，是里和而表未解之症。凡此均属少阳病或然症，但总以胆热内郁，枢机不利，三焦失畅，脾胃失和为主要病机，故仍当以小柴胡汤为主加减化裁治之。

【临床应用】

1.《伤寒论》中的运用：（1）少阳病证，肝旺脾虚之腹痛症，先与小建中汤，不瘥者可与小柴胡汤；（2）三阳合病治从少阳者；（3）阳明病，发潮热，大便溏而胸胁满不去者，或阳明病，胁下硬满，大便秘结而舌苔白者；（4）厥阴病，呕而发热者；（5）阳微结之大便硬，手足冷，心下满，头汗出，微恶寒者；（6）热入血室证；（7）伤寒瘥后，更发热者。

2.《类证活人书》：以本方加白术、麦冬名"柴胡半夏汤"，主治痰热头痛，利膈除烦闷，手足烦热，营卫不调,肢节拘倦,身体疼痛,嗜卧少力,饮食无味,兼治五饮,消痰癖。

3.《太平圣惠方》:治伤寒干呕不止,心胸烦躁,四肢热,柴胡散方,于本方加麦冬、枳壳、枇杷叶。又治伤寒十余日,热气结于胸中,往来寒热,柴胡散方,于本方去人参,加枳壳、赤芍药、桔梗。

4.《素问病机气宜保命集》:以本方加石膏、知母、黄芪,名"增损柴胡汤",主治产后经水适断,感于异证,手足牵搐,咬牙昏冒。

5.《宣明论方》:以本方去半夏、大枣,加当归、芍药、大黄名为"柴胡饮子",主治骨蒸积热,寒热往来,高热寒战,及伤寒发汗不解,或口干烦渴,或下后热未愈,汗后劳复,或骨蒸肺痿、喘咳等。

6.《景岳全书》:用本方合平胃散,名"柴平汤",治湿疟,一身疼痛,手足沉重,寒多热少,脉濡,本方是和解少阳,祛湿和胃的主方,以燥湿运脾,和畅气机为功。

7.《伤寒六书》:柴葛解肌汤,即本方去人参、半夏,加羌活、葛根、桔梗、芍药、白芷而成。具有解肌清热,除表之功。主治风寒外感,郁而化热。证见恶寒渐轻,身热增盛,无汗头痛,目疼鼻干,心烦不眠,目区疼痛,脉浮微洪者。原著主张本证若无汗,恶寒甚者,去黄芩加麻黄,冬月宜加,春宜少,夏月去之加苏叶。

8.《伤寒蕴要全书》:柴胡建中汤,即本方去黄芩加桂枝、芍药而成。主治腹痛恶寒,自汗恶风,腹痛发热症。

9.《寿世保元》:驱瘴汤,即本方加大黄、枳壳组成。主治岚瘴溪源蒸毒之气,其状血乘上焦,病欲来时,令人迷困，甚则发狂躁，亦有呕不能言者，皆由败血瘀血，毒涎聚于脾经所致。

10.《六科准绳》：三合汤，即本方合四物汤，加白术、茯苓、黄芪组成。主治产后日久，虚劳发热，针灸不效者。

11.《张氏医通》：柴胡枳桔汤，即本方加枳壳、桔梗而成。主治少阳寒热，痞满证。

12.《十便良方》：用本方去大枣，加麦门冬、竹叶，名"人参饮子"。主治阳毒伤寒，四肢壮热，心膈烦躁，呕吐。

13.《伤寒附翼》：本方为脾家虚热，四时疟疾之圣药。

14.《温疫论》：柴胡养营汤，柴胡、黄芩、陈皮、甘草、当归、白芍药、生地黄、天花粉、知母、姜、枣。治温病下后，重亡津液，里证未尽，而表有余热者。

15.《杂病源流犀烛》：柴苓汤，即小柴胡汤与五苓散合方而成。治阳明疟；又治发热烦渴，脉浮弦而数，小便不利，大便泄利。

16.《重订通俗伤寒论》：柴胡白虎汤，柴胡一钱，石膏八钱，天花粉、粳米各三钱，黄芩一钱五分，知母四钱，甘草八分，鲜荷叶一片，治寒热往来，寒轻热重，心烦汗出，口渴引饮，脉弦数有力。又有柴胡陷胸汤，柴胡、桔梗各一钱，姜半夏三钱，黄连八分，黄芩、枳实各一钱半，栝楼仁五钱，生姜汁四滴（冲），治少阳证具，而见胸膈痞满，按之痛者。

17.《伤寒大白》：此方和解少阳，若见恶寒身痛，加羌活、防风；口渴，去半夏，加天花粉；饱闷，去人参，加枳壳、厚朴；小便不利，加木通。治少阳寒热眩晕证，若恶寒，加羌活、防风；有火加栀、连。治少阳胁痛，若见太阳表邪，加羌活；阳明表邪，加葛根；痛即汗出，火也，多加山栀、青皮、木通、苏梗；热痰胶结，合小陷胸汤。

【案例】

1.聂惠民医案：杨某，女，32岁。婚后曾孕一胎，因稍劳流产，而后断续4年，月经愆期，多四五十天方至，量少、色黑，经行腹隐痛，心烦易怒，胸胁满闷，脉沉弦细，舌尖红，薄白苔。证属肝郁不孕，治以解郁调经益肾之法。宗小柴胡合四物汤化裁：柴胡10g，党参10g，黄芩10g，炙甘草6g，半夏10g，当归12g，川芎10g，白芍10g，生熟地各10g，淫羊藿10g，制香附6g，姜、枣为引，调治二月而受孕，足月娩一女婴，母子健康。摘自：《三订聂氏伤寒学》

2.刘渡舟医案：袁某，男，64岁。外感时邪，乍寒乍热，两胁苦满，伴咳嗽有痰，口苦，心烦，至夜间合目则盗汗出，湿透衣被，甚以为苦。脉弦有力，舌苔白滑。此冬令时邪，先犯肺卫，治不如法，乃传少阳。少阳气郁不疏，相火内蕴，逼迫津液外出，故见盗汗。处方：柴胡12g，黄芩10g，半夏10g，生姜6g，党参9g，生石膏15g，炙甘草9g，鱼腥草10g，桔梗6g。服药3剂，盗汗止而诸症愈。《伤寒论》说："三阳合病，脉浮大，上关上，但欲眠睡，目合则汗。"今人治盗汗，多从阴虚论治，一般不从阳邪考虑。殊不知少阳本寓相火，邪入少阳，则气郁火蕴；至夜间目合之时，阳入于阴，阳热内迫，则里热更甚，里热甚则逼津外出，亦往往导致盗汗。此亦属于少阳枢机不能主阴阳表里气机出入之变，所以用小柴胡汤解郁利枢而能止其盗汗。摘自：《经方临证指南》

大柴胡汤证

【原文】太阳病，过经十余日，反二三下之。后四五日，柴胡证仍在者，先与小柴胡。呕不止、心下急、郁郁微烦者，为未解也，与大柴胡汤下之则愈。（103）

柴胡半斤，黄芩三两，芍药三两，半夏半升（洗），生姜五两（切），枳实四枚（炙），大枣十二枚（擘），上七味，以水一斗二升，煮取六升，去滓再煎，温服一升，日三服。一方，加大黄二两，若不加，恐不为大柴胡汤。

【释义】太阳表证，未能及时恰当治疗，邪气进入少阳，故谓之"过经"，医者"反二三下之"，当属误治。然所幸患者正气尚旺，误下后小柴胡汤证仍在，故仍可用小柴胡汤和解少阳。一般而言，少阳病在服小柴胡汤后，应该呕止烦除，诸症渐消。今服小柴胡汤后，病情不仅没有缓解，反而由"喜呕"变为"呕不止"，由"心烦"变成"郁郁微烦"，由"胸胁苦满"变为"心下急"等，这都提示病情发生了变化，证属少阳阳明并病之重证。究其原因，与反复攻下伤津，致使邪入阳明化燥成实有关。故用和解少阳与通下里实并行之法，与大柴胡汤，下之则愈。

【临床应用】

1.《直指方附遗》：大柴胡汤治下痢、舌黄、口燥、消满作渴、身热、腹胀、谵语，此必有燥屎，宜下，后服木香、黄连苦坚之。

2.《伤寒总病论》：干地黄汤，于本方去半夏、枳实、姜、枣，加干地黄、黄连。治妇人伤寒瘥后，犹有余热来去，谓之遗热。

3.《通俗伤寒论》：柴芩清膈煎，柴胡八分，大黄（酒浸）、枳壳、黄芩、薄荷各一钱五分，焦栀子三钱，桔梗一钱，连翘二钱，甘草六分，淡竹叶三十六片。治少阳表邪，内结膈中，膈上如焚，寒热如疟，心中懊憹，大便不通。

4.《证治汇补》：本方治地道不通之呃逆者。

5.《伤寒绪论》：治伤寒发斑已尽，外热已退，内实不大便，谵语者。

6.《伤寒大白》：少阳证不得卧，又有下症，用大柴胡汤，若腹痛大便结，寒热未除，尚带三阳表邪者，即有下症，未可攻下，只以大柴胡汤双解表里。

7.《医学摘粹》：本方加元参、生地，治瘟疫中于少阳之经，传阳明胃腑，呕吐内实可下者。

8.《类聚方广义》：治狂病，胸胁苦满，心下硬塞，膻中动甚者，加铁粉，尤见奇效。

9.《腹证奇览翼》：大柴胡加苏木木通汤主治两目生赤，干涩、疼痛而羞明者。大柴胡加甘草汤主治周身丰满膨胀者。大柴胡加石膏汤主治脱发，齿痛。

【案例】

1.聂惠民医案：刘某某，女，27岁。1989年11月21日初诊。患者腹痛2周，起初呈阵发性疼痛，后逐渐加重。曾到医院诊治，经B超和钡餐、肝功能、胆囊造影等常规检查，都未发现异常，用解痉止痛的阿托品等治疗，疼痛缓解，但不久又复发，疼痛增剧，时间延长。现症：痛苦表情，弯腰手按腹部，由家属搀扶来诊。腹痛以窜痛为主，牵引胃脘及两胁，无呕吐，无腹泻，无身热，大便略稀，一日一次，小便有时淋漓疼痛感。触诊腹部柔软，未扪及包块。苔黄腻，根部淡黄，舌尖红，脉弦略细。辨证：肝胆气滞郁热，治以疏肝泻热，行气止痛。方用大柴胡汤加味：柴胡12g，炒枳实10g，杭芍15g，黄芩10g，半夏10g，熟大黄（后下）4g，生姜6g，炙甘草6g，元胡12g，佩兰叶10g。3剂。复诊：3天后，患者自己走来就诊，已无痛苦表情。自述1剂后腹部疼痛减轻，2剂后基本消失，3剂后已全部消失。药后大便次数增多，便稀、色略黑，小便淋漓疼痛感也消失。现仅感食欲欠佳，周身略乏力。苔略淡黄，脉弦细。在前方的基础上，去熟大黄，加健脾和胃的扁豆10g，川朴6g，炒麦芽12g，大腹皮9g。服4剂收功。摘自：《三订聂氏伤寒学》

2.刘渡舟医案：潘某，男，48岁。外感病后，遗下自汗一证，久治不愈，尤其以深秋季节更为严重。汗出多时，浸透衣被，换衣不迭。伴见胸闷，头目眩晕且胀等。舌质绛红苔腻，脉弦。处方：柴胡12g，黄芩9g，半夏9g，生姜9g，枳实9g，大黄9g，白芍9g，生石膏9g。服药2剂后汗出减半，头胀眩晕亦减。改方为：柴胡12g，生石膏24g，丹皮、白芍各12g，知母、栀子各9g，炙甘草6g。又服2剂，遂汗止而安。解说：汗出一证，有阴虚阳虚之分，有在表在里之别。阳虚汗出必伴心悸气短，形寒畏冷；阴虚汗出多伴五心烦热，舌红少苔。若属表邪，营卫失和而汗出，则有恶风，头痛等症；若属里热，阳明之热外蒸而汗出，则有恶热，蒸蒸发热之苦。唯此少阳病汗出，一般不大引人注意。汗出证属于邪在少阳者亦不少见。因此，临床上应多留心于此，方能不废柴胡汤治自汗、盗汗之法。摘自：《经方临证指南》

  3.裴永清医案：吴某某，男，47岁，汽车司机，北京人。于1984年10月3日夜间突然呕吐不止，右胁下及胃脘部剧痛，伴有发热，体温38.5℃，当即去某医院急诊。诊断为胆结石并发胆囊炎。"B超"报告胆囊内多个结石，大者0.7厘米，医院建议住院治疗。患者因素有"风湿性心瓣膜病"，曾开胸做二尖瓣剥离术，恐于手术，转诊于中医。查：右胁疼痛拒按，心下拘急疼痛拒按，呕吐不止，口苦便干，尿黄，舌苔厚腻而黄，治以大柴胡汤加减：柴胡24g，黄芩12g，枳实12g，清半夏15g，生姜15g，大黄6g，白芍15g，金钱草30g，鸡内金12g，海金砂30g（布包）。服药1剂后，呕吐基本消失，便通痛减，3剂后剧痛消失。仍本原法，以大柴胡汤加减治之30余剂，无明显不适，停药并恢复工作。半年后，忽一日夜间病发如初，呕吐甚剧，面白汗出，心下及右胁剧痛难忍，涕泪俱出，舌黄质红，脉弦有力，便干口苦，诊为肝胆郁热，胃气不和。仍投以大柴胡汤治之，1剂后吐止，3剂后疼痛基本消失，微感胃脘阻塞不通，继投原方加减，治疗年余，经西医检查，胆囊炎已愈，结石渐少。停药观察2年，健康工作。本案即第103条所云"呕不止，心下急，郁郁微烦……大柴胡汤下之则愈。"病人呕吐不止，饮食不得下咽（包括妊娠呕吐重者），如果医生选方用药与病相符，病人服药则不发生呕吐，往往药入吐止，临床实践屡验。大柴胡汤可治胆囊炎、胆石症、胰腺炎等所谓"急腹症"中属肝胆郁热和胃肠燥结者，与大承气汤、大陷胸汤等均为治疗急腹症之良方，岂可谓中医不治急病！摘自：《伤寒论临床应用五十论》

四逆散证

【原文】少阴病,四逆,其人或咳,或悸,或小便不利,或腹中痛,或泄利下重者,四逆散主之。(318)

甘草(炙),枳实(破,水渍,炙干),柴胡,芍药,上四味,各十分,捣筛,白饮和服方寸匕,日三服。咳者,加五味子、干姜各五分,并主下利;悸者,加桂枝五分;小便不利者,加茯苓五分;腹中痛者,加附子一枚,炮令坼;泄利下重者,先以水五升,煮薤白三升,煮取三升,去滓,以散三方寸匕,内汤中,煮取一升半,分温再服。

【释义】少阴病出现四肢厥逆,以阳虚阴盛居多,应伴有恶寒倦卧、下利清谷、脉微欲绝等全身虚寒的证候,用回阳救逆的四逆汤治疗。然本条所述并无上述虚寒症状,其四肢逆冷程度较轻,为少阴心肾阳气郁遏,不能外达于四肢所致。阳气郁遏,治当以开达疏散为法。然而少阴为阴经之里,肾气以闭藏为功,若用开达疏散少阴之法,恐厥逆不回,反耗散少阴精气。仲景借以厥阴肝气疏泄条达,来治少阴心肾阳气郁遏之病。因厥阴似"枢",有"阴尽阳生"之长;肝属木,主疏泄条达,掌气机之出入。厥阴肝上接心火,成子母相应;下连肾水,为乙癸同源。因此厥阴肝气一开,气机出入畅通,则少阴郁阳开解而自然达于四肢,厥逆自除。

"其人或咳，或悸，或小便不利，或腹中痛，或泄利下重"，皆为或然症，其出现原因，主要是阳气郁遏、气机不畅所致。若肺寒气逆，则为咳；若兼心阳不足，则为悸；兼气化失职，则小便不利；兼阳虚中寒，则腹中痛；兼中寒气滞，则泄利下重。

【临床应用】

1.《资生篇》：气上冲胸，心中痛热，惊悸不宁，是谓火逆，四逆散主之。

2.《景岳全书》：用本方枳实改枳壳，加香附、川芎，治肝气郁结、胁肋疼痛、往来寒热以及痛经等。

3.《张氏医通》，四逆散，治热邪传入，少阴厥逆。

4.《类聚方广义》：用四逆散治痢疾累日下利不止、胸胁苦满、心下痞塞、腹中结实而痛、里急后重者。

5.《医学入门》：治周身骨节痛，胸胁胀满，目闭肢厥，爪甲青紫，医以伤寒治之，七日昏沉弗效。公曰，此得之怒火与痰相抟，予四逆散加芩连泻三焦火而愈。

6.聂惠民经验："（1）慢性胃炎：痛甚者，加香附、元胡等；若兼热郁者，见心下痞闷、疼痛、大便不爽、苔淡黄、舌尖红、脉弦数等，加入法夏、薤白；若兼痞满吞酸者，加乌贼骨、瓦楞子、左金丸等；若痞满缺酸者，加乌梅、麦冬；若兼食滞者，加鸡内金、麦芽、山楂、神曲；若兼湿郁者，加藿梗、苏梗、佩兰叶等；若呕逆者，加陈皮、竹茹。（2）慢性肠炎：若泄泻腹痛，大便黏腻不爽、苔厚且黄者，加黄连、黄芩、葛根；若腹痛作泄者，合入陈皮、白术、防风；若久泄挟虚者，加党参、茯苓、白术；若久泄挟寒者，加干姜、党参、白术。（3）肝炎：

急性黄疸型肝炎,加茵陈、大黄、山栀;若湿热重者,加车前子、茯苓、猪苓等。慢性肝炎,加丹参、川芎、败酱草、郁金等。(4)妇科病:若肝气郁滞,经期腹痛者,加元胡、当归、香附等;若湿热下注,带下绵绵者,加苍术、黄柏、生薏仁等;若肝经郁热,经期赶前者,合入芩连四物汤;若肝郁气滞及血,经期愆后,胁腹疼痛,经量少色暗,挟有血块者,加当归、川芎、生地、香附、丹参等;若血瘀重者,合入桃红四物汤。(5)咳嗽:若见木火刑金,咳嗽不止,胸胁作痛者,加桑皮、浙贝、桔梗、黄芩等;若兼肺寒气逆者,加五味子、款冬花。(6)心悸:若心阳不振而悸者,加桂枝、茯苓;若肝郁化热,扰及心神而作悸者,加黄芩、麦冬;若兼气阴不足者,加麦冬。(7)改善儿童体质:笔者运用经方改善儿童体质的研究,采用四逆散化裁,诸药合用,温补脾胃,康复脾胃的运化功能为主,调理升降为辅,使脾胃得健,升降功能正常,则饮食的消化、吸收正常,全身之气血津液能够正常化生,机体营足,体质虚弱得到改善。"

【案例】

1.刘渡舟医案:张某,男,20岁。病人自述阳痿已3年,伴有遗精、滑精,小便黄短不利,少腹闷而不舒。脉沉弦有力,舌红苔薄黄。此青年未婚而阳痿不起,病多始于有所思而不能遂愿,久之而成气郁,郁则阳气不达故阳痿;郁而化火,相火妄动,故遗精梦滑。治宜以开郁为先。处方:柴胡12g,枳实12g,白芍30g,炙甘草9g。服药4剂后,少腹觉舒,遗精已止。原方又服6剂,病人自述晨起时阴茎已能勃起。此气机已开,改用龙胆泻肝汤以清肝胆

之火。服用6剂后，各方面均已正常，嘱其慎养为宜。摘自：《经方临证指南》

2.聂惠民医案：陈某，男，7岁。1996年5月初诊。患腹痛半年，腹中痛呈阵发性，甚则日发2～3次，时轻时重，痛甚则蜷卧于床，面色苍白。食欲不佳，时时欲呕，大便干溏不调。经西医院各种检查未发现异常，诊断：腹痛待查。此患经多处医院中西药治疗，能缓解一时，然其后腹痛仍作，故前来我处求治。因途中车上颠簸，腹痛突作，背入室内，恶心欲呕频作，吐出少量白色黏液。患儿手足不温，形体消瘦，面色苍白，营养欠佳，脉弦细，苔薄白，中心淡黄。证属：脾胃不和，阳郁气滞而致腹痛。治当解郁健脾，调畅气机。疏四逆散加党参、炒白术、法夏。水煎，服药7剂，腹痛已微，守方调理，继服药10余剂，痛止病愈。调理月余，形神转佳。观察5年，未见复发。摘自：《三订聂氏伤寒学》

3.孙玉信医案：患者，女，37岁，2013年10月5日初诊。主诉：胃胀2天。症见：胃胀，腹大胀满，纳呆，嗳气时作，大便干，1～2天1行，小便调，眠差多梦，口中和，舌质红，苔薄白，脉细。西医诊断：不完全型肠梗阻。中医诊断：气臌，辨证为肝气不疏、气滞胃肠证。治宜疏肝破气，通腑除胀。方予四逆散合枳壳青皮饮、柴胡疏肝散，处方：柴胡10g，枳实15g，白芍20g，川厚朴30g，槟榔10g，大腹皮30g，杏仁10g，炒莱菔子10g，青皮10g，川芎10g，陈皮10g，香附15g，甘草6g。每日1剂，水煎服。服药7剂，诸胀愈。本案是典型的气臌病案，气臌是指气机壅滞而致的臌胀。案中"胃胀，腹大胀满"为主要症状，伴有纳呆、嗳气、大便干等症状。肝郁气滞乃本病基本病机。患者暴怒伤肝，木郁土壅，肝脾气滞，故见胃腹胀满，脾胃气滞，传导无力，故见纳呆、嗳气、大便干等。给予四逆散合枳壳青皮饮、柴胡疏肝散以疏肝理气、调理肝脾。方中四逆散疏肝理气，调理肝脾，合柴胡疏肝散、枳壳青皮饮以增强其疏肝理气的力度，再加大腹皮宽中下气，川厚朴、槟榔、炒莱菔子行气消胀，杏仁润肠通便，甘草健脾和中。诸药合用，使肝脾气机恢复正常，则肿自消矣。摘自：高青，吴亚鹏，刘亚辉，王华男.孙玉信教授临床运用四逆散经验[J].中医研究，2017，30（1）：47-49.

四逆汤证

【原文】少阴病,脉沉者,急温之,宜四逆汤。(323)

甘草二两(炙),干姜一两半,附子一枚(生用、去皮、破八片),上三味,以水三升,煮取一升二合,去滓,分温再服。强人可大附子一枚,干姜三两。

【原文】少阴病,饮食入口则吐,心中温温欲吐,复不能吐。始得之,手足寒,脉弦迟者,此胸中实,不可下也,当吐之。若膈上有寒饮,干呕者,不可吐也,当温之,宜四逆汤。(324)

【释义】323条:少阴病仅见脉沉,较之"脉微""脉微欲绝",乃少阴阳虚,阳虚不甚。在此提出"急温之",寓有"既病防变"的"治未病"思想。盖因少阴为病,病涉心肾,一为君主之官,一为先天之本,宜见微知著,防微杜渐。若待四肢厥逆、下利清谷、脉微欲绝等症俱现,则病情危笃,预后欠佳。

324条:饮食入口则吐,心中温温欲吐,复不能吐,是少阴阴寒上逆的证候,然欲吐不吐之症,不仅见于少阴寒逆,亦可见于胸中实邪结聚诸症。病初起即见手足冷,而脉象弦迟,则一般不是少阴寒化证,而是邪阻胸中的实证。由于痰食之邪阻滞胸膈,正气向上驱邪,故饮食入口则吐,不进食时,心中亦蕴结不适而上泛欲吐,然而实邪阻滞不行，故复不能吐。胸中阳气被实邪所阻，不得布于四末，故手足寒。邪结阳郁，故脉象弦迟，必按之有力。实邪在上，不可攻下，治当因势利导，当吐之。少阴阳虚失于气化，寒饮内生而上逆，导致膈上有寒饮而干呕。寒饮虽在膈上，其源实在于肾，因此，切不可误诊为胸中实邪而用吐法，治宜四逆汤温运脾肾以化寒饮。阳复饮去，诸症自愈。

【临床应用】

1.《千金要方》：四顺汤，治霍乱转筋，肉冷汗出，呕哕者，即本方加人参。

2.《太平圣惠方》：治阴毒伤寒，脉候沉细，四肢逆冷，烦躁头痛，四逆汤方，即本方加桂心、白术、当归。

3.《三因极一病证方论》：四逆汤治少阴伤寒，自利不渴，呕哕不止或吐利俱发，小便或涩或利，或汗出过多，脉微欲绝，腹痛胀满，手足逆冷及一切虚寒厥冷。

4.《医经会元》：阴毒心硬肢冷，加麝香、皂荚，俱用少许；呕吐涎沫，或小腹痛，加盐炒吴茱萸、半夏、生姜；呕吐不止，加半夏、生姜汁；泻不止，加白术、人参、黄芪、茯苓、升麻。

5.《伤寒蕴要全书》：凡阴证手足冷，脉沉细而咳嗽者，宜四逆汤加五味子一钱五分主之。又：茵陈四逆汤，治阴黄脉沉迟，肢体逆冷，腰以下自汗，即本方去甘草加茵陈二钱。

6.《万病回春》：四逆汤治即病太阴，自利不渴，及三阴证脉微欲绝，手足厥冷，四逆名者，即四肢厥冷也，本方温服，取少汗乃愈。

7.聂惠民经验:"脾肾阳虚,腹泄,大便稀薄,伴手足清冷,畏寒喜暖,神倦乏力,宜本方加炒白术、党参;腹泻甚者,加茯苓、莲肉;腹痛者加香附;肾阳虚者,加补骨脂;气虚者加炙芪。肾阳虚弱,日久不愈,四肢清冷,浮肿尿少者,本方合五苓散化裁。"

【案例】

1.罗谦甫医案:罗谦甫治省掾曹德裕男妇,二月初,病伤寒八九日,请罗治之,脉得沉细而微,四肢逆冷,自利腹痛,目不欲开,两手常抱腋下,昏嗜卧,口舌干燥。乃曰:前医留白虎加人参一帖,可服否?罗曰:白虎虽云治口燥舌干,若执此一句,亦未然。今此证不可用白虎者有三:《伤寒论》云:立夏以前,处暑以后,不可妄用,一也;太阳证无汗而渴者,不可用,二也;况病人阴证悉具,其时春气尚寒不可用,三也。仲景云,下利清谷,急当救里,宜四逆汤。遂以四逆汤150g,加人参30g,生姜10余片,连须葱白9茎,水5大盏,同煎至三盏,去滓,分三服,一日服之。至夜利止,手足温,翌日大汗而解,继以理中汤数服而愈。摘自:《名医类案》

2.刘渡舟医案:罗某,男,50岁。夏暑天热而汗出颇多,自觉燥热干渴。入夜又行房事,事后口渴更甚,乃持杯大口饮喝凉水。不多时便觉小腹急痛,阴茎内抽,手足发凉。次日来诊,其脉沉而弱,舌质嫩苔白。此少阴阳虚而复受阴寒之重证,急当回阳散寒以救逆。处方:附子12g,干姜10g,炙甘草10g,小茴香6g,荜澄茄6g。服药仅1剂,则痛止厥回而安。摘自:《经方临证指南》

3.聂惠民医案:王某,男,58岁。2006年11月初诊。患乙状结肠癌于2006年9月行乙状结肠癌手术后，体质虚弱，大便稀薄，甚则水样便，挟有不消化食物，每日大便四五次，甚则七八次，腹中不适，时有隐痛，微有胀气，食纳不佳，手足清冷，畏寒喜暖。首服西药，继服中药，健脾止利，但腹泻仍作，故来京求医。查体：精神倦怠，脉沉细弱，舌质淡，苔薄白。中医辨证：此乃术后少阴阳虚阴盛，釜底火衰，运化失权而致虚寒下利。治当温阳益火散寒，回阳救逆止利，宗四逆汤加味，处方：干姜（炮）10g，炙甘草6g，制附片8g，茯苓15g，炒白术15g，生晒参10g，焦三仙各12g，7剂，水煎温服。二诊：药后腹泻减轻，诸症缓解，前方加芡实15g，继服7剂，大便日行二三次，稀软便，手足转暖，脉沉细略数，苔薄白，前方去制附子，以温阳健脾法调理，带3周中药回乡，服药调养，大便基本正常，半年腹泻未复发。摘自：《三订聂氏伤寒学》

附子汤证

【原文】少阴病，得之一二日，口中和，其背恶寒者，当灸之，附子汤主之。（304）

附子二枚（炮，去皮，破八片），茯苓三两，人参二两，白术四两，芍药三两，上五味，以水八升。煮取三升，去滓，温服一升，日三服。

【原文】少阴病，身体痛，手足寒，骨节痛，脉沉者，附子汤主之。（305）

【释义】304条论述附子汤证的辨证与灸法。背恶寒、口中和是辨证要点。督脉循行于背部，统督诸阳，今少阴阳衰，寒湿不化，故恶寒以背部为甚。证属少阴阳虚，寒湿阻遏，治法须灸、药并用，附子汤以温阳化湿，"灸之"去寒通阳。阳通湿化，背恶寒、身体痛自然易愈。

口中和并非病证，是指口中不苦、不燥、不渴，主要为排除热证而提出的鉴别指征。阳明热证亦有背恶寒，属阳明热盛，阳郁不达，故兼见舌红苔黄、口燥渴、脉洪大等；而本证之背恶寒，属少阴阳虚，寒湿凝滞，故舌淡苔白、口中和。

305条论述阳虚寒湿身痛证的主要脉证。少阴阳衰阴盛，寒湿失于温化，浸渍于肌肉，留滞于关节，故身体痛、骨节痛；阳气虚衰，寒湿留滞，阳气不能充达于四肢，故手足寒；阳虚阴盛，加之寒湿阻滞，故脉沉而不起。治当用附子汤，温经散寒除湿止痛。

【临床应用】

1.《千金要方》：治湿痹缓风，身体疼痛如欲折，肉如锥刺刀割，于本方加桂心、甘草。

2.《资生篇》：用附子汤治阳虚，气分有寒。

3.《脉因证治》：附子汤，治风寒湿痹，即本方加桂枝、甘草。行痹加麻黄、桂汤；痛痹加附子、姜、茯汤；胞痹加四苓；肠痹加平胃、吴茱萸、草肉豆蔻等。

4.《类聚方广义》：附子汤治水病，遍身肿满，小便不利，心下痞硬，下利腹痛，身体痛，或麻痹，或恶风寒者。

5.聂惠民经验："关节疼痛，形寒肢冷属阳虚寒盛者，本方加桂枝、甘草、羌活；兼血瘀者加桃仁、红花；气虚者加黄芪；湿肿者加生薏仁、木瓜。慢性腹泻、结肠炎属脾肾阳虚者，本方加干姜、甘草；兼五更泻者，加五味子、补骨脂。尿少、浮肿属脾肾阳虚者，宜本方加猪苓、桂枝、泽泻。心动过缓、心慌脉迟、短气乏力，宜本方加麻黄、细辛、黄芪，芍药用赤芍为宜。"

【案例】

1.俞长荣医案：陈某，男，30岁。初受外感，咳嗽愈后，但觉精神萎靡，食欲不振，微怕冷，偶感四肢腰背酸痛。自认为病后元气未复，未即就医治，拖延十余日，天天如是，甚感不适，始来就诊。脉象沉细，面色苍白，舌滑无苔，此乃脾肾虚寒，中阳衰馁。治当温补中宫，振奋阳气。附子汤主之。处方：炮附子9g，白术12g，横纹潞

9g，杭芍（酒炒）6g，茯苓9g，水煎服。服1剂后，诸症略有瘥减。次日复诊，嘱按原方续服2剂。过数日，于途中遇见，病者愉快告云：前后服药3剂，诸症悉愈，现已下田耕种。摘自：《伤寒论汇要分析》

2.唐祖宣医案：王某，女，39岁。1981年3月27日诊治。阴雨连绵，又居湿地，遂成四肢骨节沉困疼痛，经诊为风湿性关节炎，服激素类药物，病情时轻时重。又服散寒祛风除湿等中药，症仍不解，遂来我院门诊。症见：面色青黄，气短乏力，骨节酸困疼痛，固定不移，遇寒加重，步履维艰，舌质淡，苔薄白，脉沉细无力。此属阳气虚衰，寒湿凝滞。治宜益气温阳，除湿通络。处方：炮附子、党参、白芍、白术、茯苓各30g，细辛15g，黄芪60g。服上方4剂，疼痛减轻，可扶杖来诊。原方继服12剂，疼痛消失，可弃杖而行，能参加体力劳动。摘自：唐祖宣等.附子汤的临床辨证新用[J].中医杂志，1981，（11）：39-40.

3.张志民医案：患者，男，41岁。1961年7月3日初诊。胃痛已2年，近半年来加剧，发作转频，每餐食少，恶性贫血，羸瘦，弱于行步。经治稍愈，常便秘，须三四日一行。近日来每夜感左半身麻痹、骨节疼痛，彻夜难眠，头晕心悸，面㿠唇淡，手足寒冷，舌苔淡薄，脉沉细弱。方用炮附子15g，白芍10g，茯苓10g，白术12g，党参12g。服药1剂，痹除痛减，头晕、心悸亦减，大便畅行。继服3剂而痛止。摘自：《伤寒论方运用法》

桃花汤证

【原文】少阴病，二三日至四五日，腹痛，小便不利，下利不止，便脓血者，桃花汤主之。（307）

赤石脂一斤（一半全用，一半筛末），干姜一两，粳米一升，上三味，以水七升，煮米令熟，去滓。温服七合，内赤石脂末方寸匕，日三服。若一服愈，余勿服。

【释义】少阴病二三日至四五日，寒邪内入，阳虚寒滞，故腹痛。脾肾阳衰，统摄无权，滑脱不禁，故下利不止，便脓血。而下利过多，则津液损伤，故小便不利。下利便脓血，有寒热之别。少阴的下利便脓血，多为脾肾阳衰，络脉不固，统摄无权，大肠滑脱所致。临床所见应是脓血杂下，白多红少，或纯下白冻，但无里急后重之感，且无臭秽之气，兼见腹痛绵绵，喜温喜按，口淡不渴，舌淡苔滑等明显的寒盛阳虚之象。治宜桃花汤温涩固脱。桃花汤以赤石脂涩肠固脱为主药，辅以干姜温中阳，佐以粳米益脾胃。三药合用，可提高涩肠固脱的功效。本方最大的特色是，赤石脂一半生药入煎，一半为末冲服。关键在于研末冲服，直接留着肠壁，取其温涩之性，在局部发挥收敛止血、修复肠膜的作用，可谓用药之巧。

【临床应用】

1.《肘后备急方》：天行毒病，若下脓血不止者方，即本方。

2.《外台秘要》：崔氏疗伤寒后赤白滞下无度，阮氏桃花汤，赤石脂八两，冷多白滞者加干姜四两，粳米一升。上三味，以水一斗，煮米熟汤成，去滓，服一升，不瘥复作。

3.《太平惠民和剂局方》：桃花丸治冷痢腹痛，下白冻如鱼脑，赤石脂煅，干姜炮，等分为末，蒸饼和丸，量大小服，日三服。

4.《斗门方》：治小儿疳积，赤石脂末米饮调服半钱，立瘥。

5.《类聚方广义》：痢疾累日之后，热气已退，脉迟弱或微细，腹痛下利不止，便脓血者，宜此方。

6.聂惠民经验："痢疾初起，里急后重者，不宜用桃花汤，因为痢疾初起断无止法，宜通因通用之法。久痢便脓血，血色晦暗或淡薄，神倦形怠者可用；虚寒下利，迁延久者可用。临床加减变化如下：腹痛甚者，加白芍、乌药；阴寒过甚者，加附子；久泻便稀者，加茯苓、猪苓、白术；滑脱不止者，加乌梅、党参、豆蔻；兼有热象者，加黄连；兼气虚者，加黄芪、党参。"

【案例】

1.刘渡舟医案：程某，男，56岁。患"肠伤寒"住院治疗已四十多天，仍大便泻下脓血，血多而脓少，每日三四次。伴腹痛阵发，手足发凉，神疲体倦，饮食减少。其人面色夭然不泽，舌体胖大质淡，脉弦缓。此为脾肾阳虚，寒伤血络，下焦失约，属少阴虚寒下利，便脓血无疑。但因久利之后，不仅大肠滑脱不禁，而且气血亦为之虚衰，所以治疗当温涩固脱兼益气生血。处方：赤石脂30g（一半研末冲服，一半入汤剂煎煮），炮姜9g，粳米9g，人参9g，黄芪9g。服3剂后脓血止；再服3剂大便转常，腹中安和，饮食增进。转用归脾汤加减，巩固疗效而收功。摘自：《经方临证指南》

2.聂惠民医案：杨某，男，21岁。1977年7月初诊。主述下利便脓血半年多，每天大便次数不等，轻则数次，甚至数十次，时轻时重，伴有腹痛。便常规检查白细胞、红细胞满视野，脓球（++）；便未查到阿米巴原虫；便培养阴性；乙状结肠镜检查：慢性炎症，直肠癌不除外；直肠分泌物涂片：未见癌细胞；钡剂灌肠：未见充盈缺损，提示为结肠炎。西医诊断：①慢性菌痢；②慢性溃疡性结肠炎。服用氯霉素、痢特灵等及中药（白头翁汤、葛根芩连汤等）效果不显。遂来我院门诊。自诉下利半年，伴脓血便，便色稀淡，有时如洗肉的血水，腥气为重，日下利17～18次，甚则不能排气，常常粪便随矢气而出，每次便量不多，稍有里急后重，腹部隐隐作痛，喜暖喜按，手足清冷，不欲饮食。形瘦神倦，面色㿠白，脉沉细乏力，舌质略淡，苔薄白。证属少阴阳衰阴盛，下焦不固，滑脱下利，治以温中散寒，固涩止利，宗桃花汤化裁。方用赤石脂15g（先煎），干姜6g，粳米一小撮，猪苓、茯苓各10g，炒白术10g，泽泻10g。水煎服，进药3剂。诸症皆减，服药1周，诸症大减，守方调治月余而愈。摘自：《三订聂氏伤寒学》

3.张志民医案：患者，男，45岁。1956年9月25日初诊。夏季患痢疾，服西药而少愈，不久又下痢，次数增多，红多白少，少腹胀而痛，肛门下重，便后仍有便意，日夜十余次。西医诊断为阿米巴痢疾，用西药治疗近一个月，病未痊愈。近来精神疲乏，四肢酸软而不温，终日欲睡，食量大减。余诊之，全身病证呈脾肾阳虚之候，脉细弱、舌淡苔青白。拟温涩之剂：赤石脂24g（一半煎汤，一半研末冲服），粳米30g，干姜9g，鸦胆子仁2g（用龙眼肉包吞服）。服2剂，药后下痢大减，精神好转，续服3剂而愈。摘自：《伤寒论方运用法》

黄连阿胶汤证

【原文】少阴病，得之二三日以上，心中烦，不得卧，黄连阿胶汤主之。（303）

黄连四两，黄芩二两，芍药二两，鸡子黄二枚，阿胶三两，上五味，以水六升，先煮三物，取二升，去滓；内胶烊尽，小冷；内鸡子黄，搅令相得。温服七合，日三服。

【释义】素体阴虚，复感外邪，二三日后，邪从热化。肾水亏于下，而致心火独亢于上。即所谓心肾不交，水火失济。临床表现是"心中烦，不得卧"。除了心烦失眠外，当伴有咽干口渴、舌红少苔、脉细数等脉症。治宜黄连阿胶汤滋阴清热，交通心肾。本证与栀子豉汤证之虚烦不得眠不同，栀子豉汤证为无形邪热扰于胸膈，病在气分，阴液未伤，多见舌苔薄黄，治以清宣郁热；本证为阴虚火旺，心肾不交，多见舌红赤少苔，治以育阴清热。

【临床应用】

1.《肘后备急方》：用本方治时气瘥后，虚烦不得眠、胸中痛疼、懊憹。

2.《医宗必读》：用本方治温毒下利脓血。（后世推广应用，治疗阴虚血分有热，或赤痢便血。）

3.《张氏医通》：用本方治热伤阴血便红。

4.《资生篇》：用芩连阿胶鸡子黄汤治阴虚，血分有热。

5.《类聚方广义》：用黄连阿胶汤治久利，腹中热痛、心中烦而不得眠，或便脓血者；又治诸失血证，胸悸身热，腹痛微利，舌干唇燥，烦悸不能寐，身体困惫，面无血色，或面热潮热者。

6.聂惠民经验："本方治疗阴虚火旺，心肾不交之失眠症，宜加太子参、远志、夜交藤；失眠甚者，再加炒枣仁、合欢花；兼心悸者，加五味子、麦冬、生龙骨、生牡蛎；头晕耳鸣者加菊花、白蒺藜。抑郁症属肝郁火旺，肾水不足者，宜本方加柴胡、百合、生地、白梅花，兼失眠者加炒枣仁、合欢花。热病后期，余热未清，阴津损伤者，宜本方；若胸中烦热甚者，加生山栀、豆豉；若口渴、咽干者，加麦冬、沙参；咽痛者，合入甘桔汤（甘草、桔梗）；心悸气短者，加太子参、麦冬、五味子；失眠者，加炒枣仁、夜交藤。"

7.运用本方的辨证要点为心中烦、不得卧，口干咽燥，舌红少苔，脉沉细数。临床用于阴虚重者，重用白芍、阿胶、鸡子黄，并加沙参、麦冬、百合、生地；火热甚者，重用黄连、黄芩，加栀子、知母等；失眠重者，加炒枣仁、远志、龙骨、牡蛎；咽喉疼痛者，加桔梗、玄参、甘草；咯血者加白及粉、款冬花、百部；崩漏下血者加炒蒲黄、侧柏炭、棕榈炭等。

【案例】

1.刘渡舟医案：陈某，女，25岁。月经淋沥不断，往往前次月经未尽，下次又潮，伴见面色萎黄，疲乏无力，心烦难寐，或偶尔得眠，又乱梦纷纭，反增疲倦。曾多次服用温补涩血之剂，六脉滑数，舌红尖赤，心火上炎，无水以制，阳亢不能入于阴中，故而心烦难寐；心主血脉，心火盛则血不安经，因此月经淋沥不止。然而心火上炎，实由肾水不滋所致。处方：黄连10g，黄芩6g，阿胶10g，白芍10g，鸡子黄2枚。服药5剂，则血止寐安。摘自：《经方临证指南》

2.聂惠民医案：男患，50岁。1985年9月初诊。患胃脘痛多年，时轻时重，二月前经某院确诊为胃癌，并以抗癌药治疗。现症：胃脘隐痛，胀满不适，不欲进食，神疲虚羸，口干且燥，近来心烦，夜卧难眠，常至午夜后始能入睡，便燥溲赤，舌红少苔，脉沉细数。证属久病伤阴，虚火上亢，心肾不交，水火失济，而致不寐证。拟滋阴降火法治之，宗黄连阿胶汤化裁。方用黄连9g，黄芩9g，白芍12g，阿胶9g（烊化），鸡子黄2枚（去清用黄，搅入药汁），太子参12g。3剂，水煎温服，药后睡眠转佳。二诊继进3剂，睡眠已安，嗣后转治痼疾。摘自：《三订聂氏伤寒学》

3.吴菊保医案：吴某，女，34岁。1974年5月14日初诊。其母代诉：患者于20天前顺产第3胎，恶露已净，因缺乳用生黄芪（累积量共0.5千克）炖鸡。服后心烦失眠，自购眠尔通内服不见好转，反见加重。近两天神迷心乱，昼夜翻来覆去，不能成寐，烦极时如狂，语无伦次，无端小事亦能发怒。舌质红苔少，脉细数。辨证为阴虚阳亢之不寐。乃因产后失血之体，过用益气升阳之药，耗伤阴气，心火游离所致。处方：黄连9g，阿胶12g（另炖冲服），白芍9g，黄芩9g，鸡子黄2枚（冲服），试投1剂。次晨来告，服药1剂后，昨晚入睡，今早神清。原方再进2剂而愈。摘自：吴菊保.黄连阿胶汤治阴虚火旺失眠症［J］.新中医，1979（5）：16.

麻黄细辛附子汤证

【原文】少阴病,始得之,反发热,脉沉者,麻黄细辛附子汤主之。(301)

麻黄二两(去节),细辛二两,附子一枚(炮,去皮,破八片),上三味,以水一斗,先煮麻黄,减二升,去上沫;内诸药,煮取三升,去滓,温服一升,日三服。

【释义】本条论述少阴兼表重证的证治。少阴病多为里虚寒证,本不当有发热,故称反发热。病始得之而见发热者,则为外邪束表,卫阳郁遏。然病在表,脉必见浮,今见脉沉,可知兼有少阴里虚,当属少阴兼表证。治宜温经解表,方用麻黄细辛附子汤。

【临床应用】

1.《证治准绳》:用麻黄细辛附子汤,治肾咳,咳者腰背相引而痛,甚则咳涎;又治寒邪犯脑,致脑齿痛,宜急用之,缓则不救。

2.《兰室秘藏》:少阴经头痛,三阴三阳经不流行,而足寒气逆为寒厥,其脉沉细,麻黄细辛附子汤为主。

3.《张氏医通》:暴哑声不出,咽痛异常,卒然而起,或欲咳而不能咳,或无痰,或清痰上溢,脉多弦紧,或数疾无伦。此大寒犯肾也,麻黄附子细辛汤温之,并以蜜制附子嚼之,慎不可轻用寒凉之剂。

4.《十便良方》：指迷附子细辛汤，即本方加川芎、生姜，主治冷风头痛。

5.《医贯》：有头痛连脑者，此系少阴伤寒。宜本方，不可不知。

6.聂惠民经验："本方治疗胸闷，脉迟属心肾阳虚者，兼心气不足者加党参（甚者用人参）、麦冬、五味子；气虚者，加黄芪；血虚者加阿胶、白芍；血瘀者加丹参、川芎。治阳虚外感，发热脉沉。表邪重者，加苏叶；咳嗽，加桔梗、甘草；痰多者加杏仁；咽赤者，加双花。"

7.刘冠军报道用麻黄附子细辛汤加干姜命为"克山灵"，防治急性克山病的阳虚型患者，证以四肢厥逆、脉沉微弱为主要临床指标，取得一定疗效。

8.运用本方的辨证要点为：少阴里虚之脉沉、神疲、体虚，兼发热、恶寒、头痛等表证。临床加川芎、葛根，可治疗高血压头痛；形寒肢冷，可加桂枝、干姜；浮肿明显，可加凤尾草、车前子；痰多白沫，可加苏子、白芥子、莱菔子；痰黄发热，可加生石膏、黄芩；汗出口干舌绛，可加南沙参、麦冬、五味子。

【案例】

1.聂惠民医案：杨某，男，42岁。2000年3月初诊。患者自诉，胸闷发憋，时有心慌气短，心跳慢，头晕甚则头痛，周身乏力，精神倦怠，病已2年之久，服药时稍有缓解，效果不显。查：面色黄白，脉沉迟缓，心率齐，53次/分，舌质黯，苔薄白。某院诊为窦性心动过缓。中医辨证：气血两虚，心阳不足而致。治以益气养血，温运心阳。拟麻黄细辛附子汤加党参、炙芪、炙草。水煎温服，

每日2次，服药7剂，胸闷减轻，脉率增加，守方调治，服药2月，心率维持在60次以上。摘自：《三订聂氏伤寒学》

2.肖熙医案：一男性，30余岁，患感冒咳嗽，迁延未愈，曾服西药和中药，咳嗽不能止。肺部透视未发现异常，经服药1月，咳嗽仍不好，来我处就医。刻时，体温37.5℃，喉痒咳嗽，痰白而稀量少，神形憔悴，声微嘶，困倦嗜卧，舌淡，有薄润白苔，脉沉弦，而尺部独浮。据脉证分析，当是风寒入于少阴，虽然不是少阴病始得之证候，但它是少阴病的见证则无疑义。《张氏医通》说："暴哑声不出，咽痛异常，卒然而起，或欲咳而不能咳，或无痰，或清痰上溢，脉多沉紧，或数疾无伦。此大寒犯肾也，麻黄附子细辛汤温之，并以蜜制附子噙之，慎不可轻用寒凉之剂。"于是采用麻黄附子细辛汤方给服2剂，微热退清，咳止声扬，原方出入，兼予调理，体力康复。摘自：肖熙.麻黄附子细辛汤方的临床体验［J］.江苏中医，1959（2）：12.

3.裴永清医案：沙某某，男，67岁，黑龙江某县名老中医。1988年2月6日初诊。感冒发烧，周身及关节疼楚难忍已2周，自服羚羊感冒片、银翘丸、镇痛片、安乃近等多种中西成药，注射安痛定数支，均不见效果。其子从医，为其调治亦不效。余诊之，病人蜷卧，喷嚏频频，恶寒打抖，鼻塞流清涕（双手各握手帕一条以作擦鼻之用），头痛甚剧，自觉恶寒，不觉发热，只在用体温表时方测得体温37.9℃，舌淡苔薄，脉沉。诊为少阴伤寒，治以温阳解表法。处方：麻黄6g，炮附子12g，细辛3g，藁本3g，羌活3g，炙甘草3g。本方即麻黄附子细辛汤加味而成，因清涕多和头痛甚，加藁本、羌活以解之；感寒数日不解，加炙甘草安内攘外，调和诸药，兼取麻黄附子甘草汤之义。沙翁身为名医，乃吾师辈，遂拟方后请其审阅，踌躇良久方同意服用。不料服1剂药后其病状减半，又服1剂，脉静身安，与余畅谈医圣之道。麻黄附子细辛汤证，俗称"太少两感证"。从邪气角度讲，是太阳伤寒之邪内伤少阴；从正气角度讲，是少阴阳虚而外连太阳。证情多发生于年高者，或年龄不大而阳虚体弱之人，或病后失调，或久病体虚之人。余在1987年夏天，以麻黄附子细辛汤治愈本院学生王某，外感后头痛鼻塞，涕水不止，服药1周不效，投本方2剂而痊。近年来，余以本方加减，治愈阳虚外感寒邪之人数人，均以面色淡白，舌淡嫩，恶寒身痛而咽喉不红肿痛，口不渴，尿不黄，脉无热象反呈弱而无力者为辨证依据。不过要指出，本方至多2剂，非久服常服之方，见效即止。从临床实践看，本方证情不独发生于寒冬，四季皆可见，总以脉证为据，不拘时节。摘自：《伤寒论临床应用五十论》

乌梅丸证

【原文】伤寒脉微而厥,至七八日肤冷,其人躁无暂安时者,此为脏厥,非蛔厥也。蛔厥者,其人当吐蛔。今病者静而复时烦者,此为脏寒。蛔上入其膈,故烦,须臾复止;得食而呕,又烦者,蛔闻食臭出,其人常自吐蛔。蛔厥者,乌梅丸主之。又主久利。(338)

乌梅三百枚,细辛六两,干姜十两,黄连十六两,当归四两,附子六两(炮,去皮),蜀椒四两(出汗),桂枝六两(去皮),人参六两,黄柏六两,上十味,异捣筛,合治之。以苦酒渍乌梅一宿,去核,蒸之五斗米下,饭熟捣成泥,和药令相得。内臼中,与蜜杵二千下,丸如梧桐子大。先食饮服十丸,日三服,稍加至二十丸。禁生冷、滑物、臭食等。

【释义】脉微肢厥乃阳气衰微之象。病经七八日,周身肌肤皆冷,加之病人躁扰无片刻之安宁,可见病情已达到十分危险的程度,预后不良。脏厥属阳衰阴盛脏气衰败之寒证,与蛔厥的病机及证候都有所不同,所以"此为脏厥,非蛔厥也"。蛔厥证因蛔虫内扰而成,病者素有蛔虫史,故有"其人常自吐蛔"之表现。又因病者上焦有热,脾虚肠寒,蛔虫不安于下而上扰,而发心烦、呕吐,甚则伴有剧烈的腹痛。如果蛔虫安静,则心烦、疼痛等症可自行缓解。进食则因饮食之气味引发蛔虫扰动，致心烦、呕吐等症复出，蛔厥与脏厥都具有手足厥冷一证，蛔厥手足厥冷但无周身肌肤冷，且有时静时烦，时作时止，与进食有关的特点。最后一句提出乌梅丸不仅能够治疗蛔厥，还可以和胃疏肝，温阳泄热，治疗寒而错杂的久利之证。乌梅丸为厥阴病之主方，临床应用甚广，不只是治疗蛔厥及久利之证，临床见病在厥阴者，寒热错杂之证皆可用之。

【临床应用】

1.《千金要方》：治冷痢久下，乌梅丸（即本方）。

2.《圣济总录》：用乌梅丸治产后冷热痢，久不止。

3.《伤寒类方汇参》：此方治腹痛饮冷、睾丸肿痛、巅顶痛。

4.《证治准绳》：用乌梅丸治胃腑发咳，咳而呕，呕甚则长虫出。

5.《寿世保元》：胃冷蛔虫上攻，心痛、呕吐、四肢冷，乌梅丸（即本方）。每服五十丸，空心盐汤送下。

6.治胃虚而寒热错杂，以致蛔厥者，故药亦用寒热错杂之品治之。胃虚偏于寒者，立安蛔理中汤主之，即理中汤加乌梅、花椒，出自《全生集》；胃不虚，偏于热者，制清中安蛔汤主之，黄连、黄柏、枳实、乌梅、川椒，出自《伤寒辨注》。此各取本方之者半，而治其所偏也。

7.本方加百合治疗抑郁症；加川芎、麻黄治疗偏头痛；桂枝易肉桂治疗神经性腹痛；加白芍治疗精神性烦渴。

8.本方加紫苏子、当归用于治疗激素依赖性哮喘；加地龙、紫苏子、炙甘草可用于治疗慢性支气管炎。

9.聂惠民经验："应用本方的加减变化：若上热不显

者，去黄连、黄柏；若下寒不显者，去干姜、附子；若吐蛔者，加苦楝皮、使君子；若久利者，加炒薏仁、茯苓。"

【案例】

1.陈良盛医案：郭某某，女，26岁。住院号546240。因停经7个月，右上腹部阵发性绞痛3天，伴呕吐蛔虫2条，于1963年8月25日入院。既往有蛔虫史。诊断：（1）胆道蛔虫病；（2）妊娠7个月。入院后，经青霉素、链霉素控制感染，溴苯辛、冬眠灵、氢溴酸东莨菪碱等治疗，疼痛不止，又呕吐蛔虫2条，于8月26日乃邀中医治疗。症见：身孕7月，神志清晰，形容憔悴，痛楚呻吟，右胁疼痛，如割如钻，连肩彻背，辗转反侧，夜寐受阻，头汗肢冷，心烦微热，呕吐苦水，夹带蛔虫，口渴喜饮，小溲短少，大便秘结，舌质淡红，舌苔薄白、根带微黄，六脉滑数。证属：（1）蛔厥；（2）妊娠。治宜安蛔为先，拟乌梅丸主之。处方：乌梅15g，川连3g，黄柏6g，细辛2g，川椒3g，桂枝4.5g，干姜3g，党参9g，当归6g。首服痛减十之七八，未再注射止痛剂，二剂诸恙悉除，于8月29日痊愈出院。摘自：陈良盛.乌梅丸治疗妊娠并发胆道蛔虫病八例报告［J］.福建中医药，1964（5）：203.

2.俞长荣医案：阮某，女，23岁。1962年1月4日就诊，门诊号109587。腹中疼痛已历7日，食则更甚。时常呕酸，吐宿食，口渴而不欲饮。昨曾吐蛔虫3条。脉沉涩，舌苔白而干。拟属厥阴蛔痛，师乌梅丸意。处方：乌梅5枚，川椒6g，黄连6g，黄芩6g，吴茱萸9g，半夏9g，川芎9g，苦楝根皮30g，槟榔36g，芫荑12g。服2剂后，下蛔虫2条，各种症

状均除。摘自：《伤寒论汇要分析》

  3.裴永清医案：于某某，男，58岁，北方人，1986年1月24日初诊。自诉：1982年初觉胃脘不适，在当地某医院诊断为"肝病"，同年夏季出现腹胀，肝区疼痛。1983年3月开始，不能进食，食之则呕吐，一个月后水谷不得入内，昼夜不得平卧，肝区痛剧，出现黄疸，腹部胀大，下肢浮肿，经哈尔滨和北京几大医院诊断为肝癌和胃转移癌，胃癌在幽门部有5厘米×6厘米左右，致使幽门梗阻。病人只好含咽一些流食维持生命。病人自知患癌，只求止其呕吐，别无他望。查舌红有瘀，脉弦，口苦，不耐冷食。诊为厥阴寒热错杂之呕，投以乌梅丸（改为汤剂）治之，因病久体虚，小其制：乌梅9g，细辛3g，桂枝6g，白人参6g（切小块另炖），炮附片6g，川椒3g，干姜9g，黄连9g，黄柏6g，当归6g。水煎服，日1剂，分温3服。病人服药1剂后，夜间得平卧入睡至天明，欣喜万分。大便已近20余天不通，服药后大小便俱通，量多，病家误以为药中有利二便药。服2剂后，病人才始述，其手原来冰冷异常，药后双手温和如常人。效不更方，3剂后其呕吐止，服至6剂时病人自思饮食，咽下小笼包数个，未发生呕吐。自此以后，呕吐止。胃纳转佳，调治2周，体力有所恢复，遂去解放军301医院住院治疗其癌瘤。按：乌梅丸原为"蛔厥"而设。任应秋教授在他的"治学途径"一文中说："我的老师刘有余，善用乌梅丸。曾见一上午竟用乌梅丸三次……归纳其治有三：一是呕吐；二是手足厥冷；三是下利"。本例之治取乌梅丸，即受此启蒙有关，既治其呕，又愈其厥。病人大便不得20余日，服汤后大小便畅通、量多，似可说明肝主疏泄之机理。厥阴病提纲云："厥阴之为病……下之利不止"。可见仲景所论厥阴肝病寒热，亦寓大便不通之义，故而联想到运用下法之误治。从本例看厥阴病大便不通，乃是肝之疏泄不利所致，不可妄下，当使肝之疏泄之机恢复，其便自通，这对于现时临床厥阴肝病见大便不通的治疗，似可有其小补。摘自：《伤寒论临床应用五十论》

干姜芩连人参汤证

【原文】伤寒本自寒下，医复吐下之，寒格，更逆吐下；若食入口即吐，干姜黄芩黄连人参汤主之。（359）

干姜、黄芩、黄连、人参各三两，上四味，以水六升，煮取二升，去滓，分温再服。

【释义】伤寒本自寒下，指患者平素有中阳不足、脾胃虚寒之下利之证，但从"寒格更逆吐下"之更字推断，本证原先就有寒格之证，医者复用吐下法误治，引邪入内，邪热内陷于上，阳气重伤于下，以致上热下寒，寒热格拒之证更甚。上热则胃气不降，故呕吐或食入即吐；下寒则脾气不升，故下利。治当清上温下，寒温并用，辛开苦降，用干姜黄芩黄连人参汤。

【临床应用】

1.《伤寒附翼》：凡呕家夹热者，不利于香、砂、桔、半，服此方而晏和。

2.《张氏医通》：干姜黄芩黄连人参汤治胃虚客热痞满。

3.《医学从众录》：昔张石顽借治脾胃虚寒，肠有积热之泄甚效。

4.《方函口诀》：此方治膈有热，吐逆不受食者，与半夏、生姜诸止呕吐药无寸效者，有特效。又治噤口痢。

5.聂惠民经验:"常用此方治疗胃脘痛伴有呕逆、下利者,效果较好。其加减法是:呕逆重者,加竹茹、陈皮;下利重者,加茯苓、白术等。"

【案例】

1.聂惠民医案:吴某,女,32岁。2003年2月21日初诊。近日呕吐频发,病已一个多月,素体脾胃不和,饮食稍不慎则呕吐,现逐日加重,胃脘堵闷,时有欲呕,饮食不佳,几乎每顿饭后,食下即呕吐,经中西药治疗未见好转,极为痛苦,前来求治。患者面色不泽,睡眠不佳,倦怠乏力,大便略稀,舌红,苔淡黄,脉沉细乏力。中医辨证:本证"食入即吐",属上热下寒,治疗若单清上热,必碍下寒,故宜寒热同调,辛开苦降,并用降逆止呕,取干姜黄芩黄连人参汤加味。处方:干姜6g,黄芩10g,黄连6g,党参12g,陈皮10g,竹茹12g,杭芍12g,柴胡10g,神曲15g,炒麦芽20g,炙甘草6g,7剂,水煎温服。2003年2月27日复诊:服上方后,呕吐锐减,1周之中仅吐2次,苔渐退,脉沉细。依前法继续调理14剂,呕吐得愈。摘自:《三订聂氏伤寒学》

2.俞长荣医案:白叶乡林某,50岁,患胃病已久。近来时常呕吐,胸间痞闷,一见食物便产生恶心感,有时勉强进食少许,有时食下即呕,口微燥,大便溏泄,一日两三次,脉虚数。我与干姜黄芩黄连人参汤。处方:横纹潞15g,北干姜9g,黄芩6g,黄连4.5g,水煎,煎后待稍凉时分4次服。本证属上热下寒,如单用苦寒,必致下泄更甚;单用辛热,必致口燥、呕吐增剧。因此只宜寒热、苦辛并用,调和其上下阴阳。又因素来胃虚,且脉虚弱,故以潞党参甘温为君，扶其中气。药液不冷不热分作4次服，是含"少少以和之"之意。因胸间痞闷热格，如果顿服，虑药被拒不入。服1剂后，呕恶泄泻均愈。因病者中寒为本，上热为标；现标已愈，应扶其本。乃仿照《内经》"寒淫于内，治以甘热"之旨，嘱病者购生姜、红枣各一斤，切碎和捣，于每日三餐蒸饭时，量取一酒盏置米上蒸熟，饭后服食。取生姜辛热散寒和胃气，大枣甘温健脾补中，置米上蒸熟，是取得谷气而养中土。服一疗程（即尽1千克姜枣）后，胃病几瘥大半，食欲大振。后病又照法服用一疗程，胃病因而获愈。摘自：《伤寒论汇要分析》

3.刘渡舟医案：王某，男，29岁。夏月炎热时贪食寒凉之物，以致吐泻交作，但以呕吐为主，伴见心烦、口苦等症。舌苔黄而润，脉滑数。处方：黄连6g，黄芩6g，人参6g，干姜3g，另捣生姜汁一盅，兑入药汤中服。只服1剂，则吐止而安。摘自：《经方临证指南》

当归四逆汤证

【原文】手足厥寒,脉细欲绝者,当归四逆汤主之。(351)

当归三两,桂枝三两(去皮),芍药三两,细辛三两,甘草二两(炙),通草二两,大枣二十五枚(擘,一法十二枚),上七味,以水八升,煮取三升,去滓,温服一升,日三服。

【释义】本证以手足厥寒、脉细欲绝是本证的辨证要点,肝血不足,血虚则脉道不充而见细脉,加之阴寒凝滞,脉道运行不畅,故脉细欲绝。血虚而寒凝经脉,气血运行不利,四肢失于温养而见手足厥寒。本条论叙证候比较简略,而临床上可由血虚寒凝而致各种不同见证。多见四肢不温,脉微细欲绝,面色清冷,畏寒等症;若寒凝经络,可有四肢关节疼痛,或身疼腰痛等;若寒阻胞宫,可见月经愆期、痛经、量少色黯而有血块等症状。而病机则由之血虚寒凝,治以当归四逆汤养血散寒,温经通脉。

【临床应用】

1.《千金要方》:治肾气虚弱,寒湿外袭致寒凝于筋脉、骨节为偏枯麻痹疼痛,或腰痛而重,脚挛急。

2.《千金要方》:独活汤,即本方去细辛、通草,加独活、生姜,桂枝改桂心。治妇人产后腹痛,引腰背拘急。

3.《脾胃论》:麻黄人参芍药汤,即本方去细辛、通草、大枣,加人参、麦冬、麻黄、黄芪、五味子。治病人久虚，表有大寒，壅遏里热，火邪不得舒伸，而致吐血。

4.头痛：有报道治疗偏头痛，发作时伴畏寒肢冷，面色苍白，脉迟等虚寒征象，采用本方加川芎等。亦有报道本方加川芎、蔓荆子、牡蛎、龙骨，治疗顽固性头痛，亦多效验。

5.腰腿痛：坐骨神经痛属"痹证"者，风寒湿中，尤以寒邪为甚，循经相传，痛上下相引有烧灼感者，是因"痛则神归之，神归之则热"，非真有热也，故视之不红，扪之不热，以本方加木瓜、牛膝、伸筋草而获效。

6.肩周炎：有报道应用本方加味治疗肩周炎。基本方：当归、白芍、大枣、羌活各15克，桂枝、木通、姜黄各12克，细辛10克，炙甘草8克，蜈蚣粉（冲）3克，水煎服。

7.冻疮、雷诺病：冻疮多因营卫不和，血虚寒闭，而本方有养血复阳之效，能和厥阴以散寒邪，调营卫而通阳气，不但是治疗冻疮的好方子，而且易患冻疮者，秋后即服本方能防止冻疮的发生。本方治疗雷诺病的报道屡见不鲜，可认为本方是治疗该病的首选方。

8.血栓闭塞性脉管炎：属寒凝血滞者可用本方治疗。有医者用本方加鹿角胶、川牛膝、鸡血藤、附子水煎内服，外用花椒、细辛、生姜煎水热浸。

9.多形红斑：好发于冬春，对斑色紫红而黯，伴指趾肿胀，手足发凉，骨节酸楚，便溏溲清，舌淡苔白，脉缓带涩者，以本方加川芎、降香、鸡血藤、丹参、三七、熟附子、黄芪治疗，效果显著。本病系心脾素虚，感受风寒，致营卫失调，血脉凝滞，郁于肌肤而成斑。

【案例】

1.裴永清医案：吴某某，女，46岁，某服装厂职工。患双膝关节疼痛十余年，近年又出现小腿肚疼痛，夜间疼痛甚剧，时有抽搐，手足冷，病人服药不效。无可奈何之下，自养猫两只，于夜间放在腿部取暖，始可缓其疼痛，方能入睡。查病人面白唇淡，舌淡质暗，脉沉细，诊为血虚有寒，遂投当归四逆汤。处方：当归18g，桂枝12g，酒白芍18g，细辛3g，木通6g，炙甘草6g，大枣7枚。连服7剂，疼痛明显减轻，下肢及手足均已转温。继服14剂后，诸症消失，不再以猫取暖缓解疼痛。按：当归四逆汤出于《伤寒论》第351条，为血虚寒凝的手足厥冷证而设。笔者体会，凡属血虚寒凝者，多伴有一定的疼痛，或头或腹，或关节，或四肢，所以临床应用本方之范围比较广泛，大抵在舌淡质暗，脉沉细或弦细，四诊所见无热象者即可用之。原方仲景用的是通草。须知，古之"通草"，为今之"木通"；今之"通草"，古称为"通脱木"。笔者遵此义，于方中取木通。目前有人用本方时仍取今之通草而用，是否合适，有待商榷。笔者曾用此方治愈诊为足趾"血栓性脉管炎"的病人，疼痛剧烈，局部冷，查其脉证，均无热象，以血虚寒凝调治数月而愈。摘自：《伤寒论临床应用五十论》

2.陈瑞春医案：漆某，女，19岁，小学教师。自谓易患冻疮，每年发作，此次因新感风寒，通身不适，肢体寒凉，手足麻痹，适值月经临期，并伴有腰痛腹胀，舌质淡红，苔薄白润，脉象微细，两手背冻疮红肿，病属血虚经寒，寒凝血滞所致，故从温经散寒兼佐疏肝为治，方用当归四逆汤加味：当归、桂枝各10g，通草5g，细辛3g，炙甘草5g，白芍、柴胡、郁金各10g，大枣5枚。连服2剂见效，寒厥已罢，冻疮好转尤甚，经痛等症亦随之而平，脉缓有力，仍宗前法，继进3剂而痊。笔者经验，治冻疮须在开始瘙痒时即用此方，如已成疮，服之不效。摘自：《陈瑞春论伤寒》

3.刘渡舟医案：白某，女，32岁。深秋季节，在田间劳动时，适值月经来潮，因在野外就厕，当时自觉寒风吹袭下体，冷冽非常。不久即出现少腹冷痛，腰痛如折，难以忍耐。舌苔白润，脉弦细。此属经期风寒入客厥阴，络脉瘀滞而为病。处方：当归12g，桂枝12g，赤芍9g，细辛6g，通草6g，大枣7枚，鸡血藤12g，石楠藤12g。服药仅2剂而痛止。摘自：《经方临证指南》

白头翁汤证

【原文】热利下重者,白头翁汤主之。(371)

白头翁二两,黄檗三两,黄连三两,秦皮三两,上四味,以水七升,煮取二升,去滓,温服一升;不愈,更服一升。

【释义】本条虽叙证简略,但"热利""下重"却将白头翁汤证下利的病性和特点作了明确概括。"热利"当有下利脓血、红多白少、肛门灼热、大便臭秽、发热、口渴、尿赤、舌红、苔黄、脉数等。"下重"即里急后重,可见腹痛急迫欲下,而肛门重坠,欲便而不爽,为本证的辨证要点。因厥阴肝经湿热,气滞壅塞,下迫大肠,湿热邪毒郁滞肠道,伤及肠道络脉。治宜凉肝燥湿、解毒止利,方用白头翁汤。本证与桃花汤证都可见下利、便脓血,但病机有寒热之别,病性有虚实之分。桃花汤证为脾肾阳虚之寒证,证见脓血杂下,白多红少,或纯下白冻,气腥而不臭,伴腹痛绵绵,喜温喜按,里急后重不甚,口不渴,舌淡苔白,脉迟无力等症,治以温中祛寒,涩肠止利。而本证为厥阴肝经湿热,气滞壅塞之实证,治以凉肝燥湿、解毒止利。

【临床应用】

1.《三因极一病证方论》:用白头翁汤治热痢滞下,下血,连月不瘥。

2.陶节庵：胃热利白肠垢，脐下必热，便下垢腻赤黄，或渴。黄芩汤、白头翁汤通用之。

3.《类聚方广义》：热利下重，渴欲饮水，心悸腹痛者，白头翁汤主之也，又治眼目郁热赤肿，阵痛，风泪不止者，又为洗蒸剂亦有效。

4.《通俗伤寒论》：本方加白芍、黄芩、鲜贯众、鲜茉莉花，治赤痢。

5.《外台秘要》：本方去黄柏加干姜、甘草、当归、石榴皮，疗寒急下及滞下。

6.《临证指南医案》：温邪经旬不解，发热自利，神识有时不清，此邪伏厥阴，恐致变痉，治宜白头翁汤加生白芍。

7.妇科疾病：用本方加苍耳子、甘草治疗真菌性阴道炎，证属湿热带下者，效佳。

8.泌尿系疾病：用白头翁汤治疗耐青霉素淋菌性尿道炎，疗效满意；亦有用本方加车前草、白花蛇舌草，并随证加减治疗急性肾盂肾炎者，疗效颇佳。

9.聂惠民经验："细菌性痢疾，下利，里急后重，伴有脓血者，宜本方。化裁方法有：若菌痢身热恶寒者，加葛根、马齿苋等；若下重甚者，加木香、槟榔、白芍等；若食滞者，加焦三仙、炒枳壳等；若下利脓血甚者，加金银花、连翘等。急性肠炎，腹泻便次较多，伴有里急后重，属于热利者，宜本方加葛根、黄芩、马齿苋、甘草。本证与葛根芩连汤均属热利，临床上可将二者合方化裁用于急性肠炎、痢疾，效果为好。治疗慢性溃疡性结肠炎，便中伴有脓血，腹痛，宜本方加白芍、黄芩、马齿苋；腹胀者加木香。"

【案例】

1.刘渡舟医案：姜某，男，17岁。入夏以来腹痛下利，每日六七次，下利虽急但排泄不爽，用力努责，仅有少许脓血黏液。伴见口渴思饮。六脉弦滑而数，舌苔厚腻。此属厥阴湿热下利，即唐容川所说"金木相渗，湿热相煎"之证。处方：白头翁12g，黄连9g，黄柏9g，秦皮9枚，滑石18g，白芍12g，枳实6g，桔梗6g。服2剂后，大便次数减少，后重下坠已除。又服2剂，脓血黏液止。但腹中有时作痛，转用芍药汤2剂而愈。摘自：《经方临证指南》

2.聂惠民医案：王某某，男性。主诉：下利2天，初起腹泻数次、肠鸣腹痛，进而里急后重，肛门灼热，便中有脓血，日行十数次，身热口渴能饮，小溲短赤，脉滑数有力，舌苔厚腻、根部淡黄，体温38℃，心肺正常，腹软。便常规：肉眼脓血便。因对抗生素过敏，故服用中药。中医辨证：时值夏令，暑湿热毒侵袭肠胃，湿热蕴郁，下注大肠，损及气血，传导失常，故成痢疾。治以清热利湿，解毒止利。宗白头翁汤合葛根芩连汤化裁。处方：白头翁12g，黄连10g，黄柏12g，秦皮12g，葛根18g，黄芩10g，槟榔片6g，木香3g，赤、白芍各10g，金银花15g，生草3g。水煎温服，共进6剂，热退利止，便常规正常。摘自：《三订聂氏伤寒学》

3.俞长荣医案：欧某，男，48岁，福州市人，1962年1月10日就诊。下利已十余日，始则小腹疼痛，里急后重，大便呈黏液状。近日所下多脓血，日行20余次，肛门有灼热感，口燥而苦，时时欲呕，饮食尚可，小溲短赤而热。

此系湿热内聚胃肠，挟肝胆相火上逆，则口燥苦欲呕，下迫则为赤痢，饮食尚可，知非噤口痢。治从清热利湿，兼与疏肝利胆。处方：小柴胡汤60g，白头翁12g，秦皮9g，黄连6g，黄柏6g。复诊：大便次数减为一日十余次，里急后重稍差，余症同前。处方：白头翁12g，秦皮9g，柴胡9g，赤芍9g，大黄12g，黄芩、枳壳、半夏、黄柏、生姜各6g，黄连4.5g。连服2剂，下利基本控制，腹痛欲呕均瘥。本例赤痢，里急后重，肛门灼热，为颇典型之白头翁汤证。但因口苦时时欲呕，故初诊用白头翁汤治痢，配合小柴胡汤除呕。服后，下利症状虽有减轻，但口苦欲呕仍在。知系肝胆郁热亢盛，小柴胡汤力有未及，故于复诊时仍主用白头翁汤，而改小柴胡为大柴胡汤。服2剂，果然获效。摘自：《伤寒论汇要分析》

理中丸证

【原文】霍乱,头痛发热,身疼痛,热多欲饮水者,五苓散主之;寒多不用水者,理中丸主之。(386)

理中丸方:人参、干姜、甘草(炙)、白术各三两,上四味,捣筛,蜜和为丸,如鸡子黄许大。以沸汤数合,和一丸,研碎,温服之,日三四,夜二服。腹中未热,益至三四丸,然不及汤。汤法,以四物依两数切,用水八升,煮取三升,去滓,温服一升,日三服。若脐上筑者,肾气动也,去术,加桂四两;吐多者,去术,加生姜三两;下多者,还用术;悸者,加茯苓二两;渴欲得水者,加术,足前成四两半;腹中痛者,加人参,足前成四两半;寒者,加干姜,足前成四两半;腹满者,去术,加附子一枚。服汤后如食顷,饮热粥一升许,微自温,勿发揭衣被。

【原文】大病瘥后,喜唾,久不了了,胸上有寒,当以丸药温之,宜理中丸。(396)

【释义】386条:霍乱吐利交作,并见头痛,发热,身疼痛等症,是兼见肌表失和之象。若中阳不足较轻,正气尚强,能与邪相抗争,则可在吐利并见基础上,兼见发热。治宜五苓散运脾祛湿,俾脾气得运,寒湿得去,则里和而表自安。若寒多不用水者,是脾阳不足明显,正气抗邪力弱,故恶寒明显;脾阳不足,寒湿内蕴,故除吐利、恶寒明显外，还可伴见腹中冷痛、喜温喜按、舌淡苔白、脉缓弱等，为中焦阳虚较重，寒湿内蕴，清气不升，浊气不降，运化失职所致。故用温中祛寒燥湿法，以理中丸治之。因吐利证急，而丸药性缓，恐难救急，故云"然不及汤"，是以可改丸作汤，一方两用。服用丸剂应注意用药频度，即白天服三四次，夜间服两次，以延续药力。此外，服用理中丸，应以病人自觉腹中由冷转热为度，否则需增加药量，由一丸加至三四丸。为增强药物疗效，服药后约一顿饭时间，可喝热粥一升，以助温养中焦之力。此外，还应注意保暖，勿乱揭衣被，以防再受寒凉。结合临床实际，本方应用时还可作适当加减。

396条：伤寒大病愈后，出现喜唾，多由脾肺虚寒所致。盖脾失健运，水湿不化，聚而生痰；肺气虚寒，宣降失职，水津不布，留而为饮。肺脾俱虚，津液不化，痰饮内聚而上泛，故患者时时口中泛唾痰涎稀沫，且绵延日久不愈。"胸上有寒"是对本证脾肺虚寒喜唾病机的概括。既属脾肺虚寒，温摄失司，必伴见口淡不渴，畏寒怯冷，小便清长，舌淡胖、苔白滑，脉缓弱等虚寒征象。治当温脾暖肺，散寒化饮，宜理中丸。

【临床应用】

1.《千金要方》：治中汤（即理中丸）治霍乱吐下、胀满、食不消化、心腹痛，若转筋者，加石膏三两。

2.《圣济总录》：白术丸（即理中丸）治小儿躯啼，脾胃伤风冷，心下虚痞，腹中疼痛，胸胁逆满；治风入腹，心腹疞痛，痰逆恶心，或时呕吐，隔塞不通。

3.《仁斋直指方论》：理中丸，补肺止寒咳，本方加阿胶、五味子。

4.《阴证略例》：寒证不能食，理中建中各半，为二中汤。

5.《明医杂著》：以本方加半夏、茯苓名"理中化痰丸"，治脾胃阳虚，痰湿内聚或呕吐清水。

6.《万病回春》：以本方去甘草加蜀椒、乌梅、茯苓，名"理中安蛔汤"，治脾胃虚寒兼有蛔虫腹痛。

7.《类证活人书》：枳实理中丸（即本方加茯苓、枳实），治伤寒结胸欲绝，心膈高起，手不得近者，宜此治之。

8.《叶氏女科证治》：本方加五味子治肾虚经来泄泻，经来之时五更泄泻，如乳儿尿。

9.《妇人良方》：产后阳气虚弱，小腹作痛或脾胃虚弱，或呕吐腹痛，或饮食难化，胸膈不利者。

10.《证治要诀》：理物汤，治泻血，色瘀为寒，理中汤合四物汤。

11.《伤寒集验》：理中石膏汤，治霍乱烦渴，有热转筋，即理中汤加石膏。又曰：理中加茵陈汤，治伤冷中寒，脉弱气虚变为阴黄，即理中汤加茵陈。又曰：增损理中汤，治太阴病下之胸满硬，即理中汤加黄芩、枳壳；渴者，加天花粉；汗出者加牡蛎。

12.《张氏医通》：连理汤加黄连、茯苓，治内伤生冷，外感暑热，上热下寒，上见呕吐酸苦，下有自利清稀者。

【案例】

1.聂惠民医案：王患，男，7个月。1990年9月18日初诊。代述：患腹泄一周余。病起于喂养不当，始见呕吐一次，继则下利，大便稀薄，日行五六次。外院诊断：小儿腹泄。住院治疗1周，病情未见缓解，自动要求出院，前来中医门诊求治。现症：腹泄频作，稀水便中挟有不消化之物，时有粪水从肛门流出，两目微陷，面色苍白，手足清冷，形体消瘦，神疲倦怠，腹软，时时欲睡，指纹淡而不显，苔薄白，舌质淡，心、肺未闻异常。证属脾肾阳虚，固摄失司而致腹泄。治以温中散寒止利，方用：党参8g，炒白术8g，干姜2g，炙甘草3g，炒薏仁10g，神曲10g，茯苓10g，水煎服。进药3剂，诸症皆减。二诊守方治疗1周，大便正常。追访1年，未见复发。摘自：《三订聂氏伤寒学》

2.俞长荣医案：黄某，女，35岁。患水肿病新瘥，面部仍有轻微浮肿，面色淡黄，唇色不荣。近日胃脘作痛，绵绵不休，口中干燥，大便三日未通，脉象沉涩，舌白而干。我拟理中汤一剂，方用：党参12g，白术9g，干姜6g，炙草9g。门人问：口燥便秘而用理中汤，岂不使燥结更甚？我说：此证乃脾虚中阳不振，运化失司，水津不布，津液不上输，故口燥舌干，不下行，故大便秘。是太阴里虚寒，而非阳明里实热证，从患者病史及面色、脉象可知。其痛绵绵不休，腹无硬结，不拒按，是虚痛，故用理中汤温中健脾，使脾阳振奋，津液得行，所以诸症状即可解除。次日复诊，大便已通，口舌转润，胃脘痛随之而减，遂以六君子汤以善其后。摘自：《伤寒论汇要分析》

3.刘渡舟医案：张某，女，44岁。患目窠浮肿，胀如卧蚕，两目流泪涓涓不止，遇见风寒或劳累时更为严重。

其人面色黧黄，舌体胖大而嫩，苔薄白水滑，脉沉。泪多主于阴气内盛，阴盛则阳弱，阳虚不能行水化湿，则水湿邪气泛溢为肿。处方：党参9g，白术15g，干姜3g，炙甘草6g，茯苓24g，黄芪18g，砂仁3g，桔梗3g，肉桂3g，陈皮6g，服药2剂后，证情明显减轻，转用真武汤温肾利水，3剂，加服肾气丸20丸，服药尽而后肿消泪止。摘自：《经方临证指南》

竹叶石膏汤证

【原文】伤寒解后,虚羸少气,气逆欲吐,竹叶石膏汤主之。(397)

竹叶二把,石膏一斤,半夏半升(洗),麦门冬一升(去心),人参二两,甘草二两(炙),粳米半升,上七味,以水一斗,煮取六升,去滓;内粳米,煮米熟汤成,去米,温服一升,日三服。

【释义】伤寒热病后期,此时大邪虽去,病势已减,但尚有余热未除,加之正气耗损,而呈气阴两伤,余热内扰的征象。"虚羸"言其形,因阴液精血损伤,形骸失养,故虚弱而消瘦;"少气"言其气,即气少不足以息,而声低息微、短气懒言,乏困无力。"气逆欲吐",是正虚而余热内扰,胃失和降所致,患者常有食欲不振,温温欲吐,或噫气、哕逆频频等。结合临床,此证尚可见发热或低热不退,汗出,心烦口渴,少寐不眠,小便短赤,舌红少苔,脉虚细数等气阴两伤,余热未尽之候。故治用竹叶石膏汤清热和胃,益气生津。

【临床应用】

1.《伤寒总病论》:治虚烦病似伤寒,身亦热而烦躁,头不痛,身不疼,脉不数者。兼治中暍,渴吐逆而脉滑数者。

2.《类证活人书》：伤寒瘥后呕者，有余热在胃脘，竹叶汤（即本方）加生姜主之。

3.《仁斋直指方论》：竹叶石膏汤治伏暑内外热炽，烦躁大渴。

4.《兰台轨范》：竹叶石膏汤亦治伤暑，发渴脉虚。

5.《证治要诀》：有热嗽诸药不效，竹叶石膏汤，去竹叶入粳米，少加知母，多加五味子、杏仁，此必审是伏热，在上焦心肺间，可用。

6.《温热经纬》：竹叶石膏汤，治暑症极妙。

7.《张氏医通》：本方加熟附片三五分，名为既济汤，治上热下寒。

8.《伤寒绪论》：瘥后虚烦不得眠，竹叶石膏汤。

9.《类聚方广义》：治伤寒余热不退，烦冤咳嗽，渴而心下痞硬，或呕或哕者，麻疹痘疮亦同。又曰：治骨蒸劳热，咳而上气，衄血唾血，燥渴烦，不能眠者。

10.聂惠民经验："大病解后，热病初愈，余热未清，元气未复，见身热烦渴，虚羸少气，疲倦，舌红少苔，脉细数，属气阴两虚者，治以本方加炒栀子、豆豉、芦根、茅根等，清退余热，效果良好。结核病症见身有低热，形体消瘦，神倦乏力，咳嗽，脉细数力，舌红少苔或薄而淡黄苔，属气阴两虚者，以本方加百部、地骨皮、秦艽、银胡等，效良。中消（糖尿病）证见多食易饥，形体消瘦，神疲乏力，口渴欲饮，脉数有力，苔淡黄乏津，属胃热津亏者，以本方去半夏，加知母、花粉、沙参、天冬等为宜。口腔溃疡、牙周炎、牙龈脓肿以及鹅口疮、口臭等属阴虚胃火上炎者，以本方加莲心、升麻、知母、黄芩等为佳。急慢性咽炎、喉炎见咽喉肿痛，口干舌红，少苔或黄苔，属胃热津伤，客于咽者，以本方加板蓝根、桔梗、牛蒡子等，并去半夏为宜。失眠不寐属胃阴不足，胃火扰心者，以本方加炒山栀、豆豉、生龙骨、生牡蛎等效佳。"

【案例】

1.张连艳医案：患者某，女，47岁，2012年4月11日初诊。患者40天前因双侧颈部淋巴结红肿、疼痛、发热，入住我院，诊断为颈部淋巴结炎，发热、疼痛消失后出院。出院后颈部淋巴结肿大复发，给予口服异烟肼，静脉点滴青霉素，每次800万U，每日1次，共静点20天，无效。就诊时患者诉双侧颈部淋巴结肿大、疼痛，并伴有头晕，咽痛，声音嘶哑，盗汗，心烦，口渴。查体：双侧淋巴结肿大，质地硬，舌红苔少，脉细数。辨证为热病后余热未清，气阴两伤。予竹叶石膏汤加减，处方如下：竹叶6g，石膏15g，人参15g，麦冬12g，半夏12g，知母15g，连翘15g，生地黄10g，粳米15g。5剂，水煎服，日1剂。2012年4月16日复诊：上述症状均减轻，诉有头晕，双下肢无力，咽干，舌质红，白薄白，脉细数。处方如下：竹叶10g，石膏15g，人参10g，麦冬12g，贝母12g，知母15g，连翘15g，生地黄10g，粳米10g。5剂，水煎服。2012年10月随诊淋巴结肿大无复发，无不适症状，工作生活正常。摘自：张连艳.经方临证治验四则［J］.中国民间疗法，2015，23（5）：45-46.

2.刘渡舟医案：张某，女，25岁。乳腺炎术后发热在38.5℃~39.5℃之间，经用抗生素无效，又用"安乃近"发汗以退热，屡退屡升，几经周折，患者疲惫不堪。更见呕吐不能饮食，心烦口干，头晕而肢颤，舌质红，苔薄黄。

此乃气阴两伤，气逆呕吐，必须清热扶虚，气阴两顾，方为合拍。处方：生石膏30g，竹叶10g，麦冬24g，党参10g，半夏6g，粳米一撮，炙甘草10g，服药4剂，热退而安。过2周后，又出现往来寒热，口苦喜呕，心烦口渴，脉弦苔滑等症，此为外感邪气内并少阳，用小柴胡汤加生石膏、桔梗，1剂而愈。摘自：《经方临证指南》

3.姜元安医案：陈某，女，25岁。新产后16天，高热38.3℃，不恶寒，右乳内上方红肿疼痛不敢触碰，伴口苦咽干而喜饮，纳呆，大便干结，四五天一次，小便黄赤短涩。舌质红，苔黄腻，脉弦数。辨为阳明、少阳郁热内结，急当清热开结而两解阳明少阳之邪。处方：生石膏20g，竹叶、麦冬各10g，炙甘草6g，粳米一撮，柴胡6g，黄芩、银花、连翘、丹皮、白芍、花粉、知母、夏枯草各10g，生牡蛎15g。患者持方而归，未及时取药，当日下午体温骤升至39.5℃，并出现神昏谵语。其母又求治于西医，被告知西药影响母乳而不利于婴儿。在没办法的情况下，只好购取中药煎服。没想到服1剂后，当夜则汗出而热退。3剂服尽，右乳红肿疼痛大减，大便通畅，纳食增进，患者大喜，复诊时告知乳汁不够流畅，口干欲饮，舌质淡，脉弦无力，仍用竹叶石膏汤益气养阴为主，兼用银花、连翘、白芷、青皮、夏枯草、当归等清热散结，进退10余剂而愈。摘自：《经方临证指南》